臨床家のための
自律訓練法
実践マニュアル

◎効果をあげるための正しい使い方

中島節夫 監修

福山嘉綱＋自律訓練法研究会 著

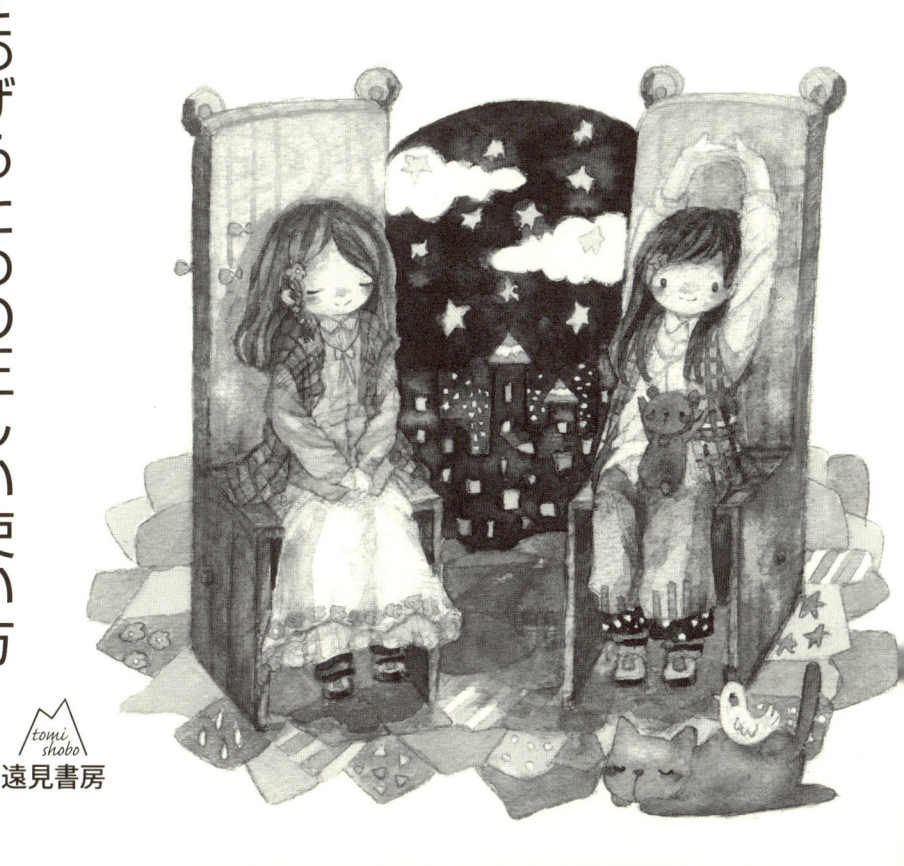

遠見書房

監修の言葉

　教育分析はもともと精神分析の用語で，将来，精神分析を行おうとする者が自ら精神分析を受けるシステムのことをいう。最近ではさまざまな心理療法の分野でも，将来行おうとする心理療法を体験するシステムが取り入れられるようになってきている。

　自律訓練法の分野でこのような教育分析的なシステムが取り入れられているかは寡聞にして知らない。この理由を考えてみるに自律訓練法は比較的簡単で，がっちりした枠組み（公式）が組まれており，誰がやっても大きな違いはないと思われてきたためもあると思われる。

　しかし，臨床の現状をみるとかなり自己流のやり方が，横行しているのではなかろうか。訓練時間，姿勢，公式（セリフ）の暗唱の仕方，消去動作の方法，記録用紙の記載方法，異常な反応が現れたときの対処法等々挙げたらきりがない。これらをある程度，統一するためには将来，自律訓練法を臨床指導する者は自らも教育分析的に自律訓練法を受けるべきではなかろうか。

　監修者は 31 年前（1984）に 3 カ月間，カナダのバンクーバーでルーテから自律訓練法のスーパービジョンを受ける機会があった。週に 2 ～ 3 回，1 日 60 ～ 90 分程度で，ルーテが監修者の借りたマンションに来てくれ，指導を受けた。1 回の練習が終わると 1 時間単位で指導料をその場で現金で支払うという形で行われた。また，次のセッションまで宿題も課せられた。その間に彼のオフィスの診察室も案内してくれた。

　彼の指導は，厳格なものであった。監修者には「週末に風光明媚なバンクーバーの観光にでも」という下心があったが，早くもそれは見破られてしまい，「お前は何のためにバンクーバーまで来たんだ」と一喝されてしまった。

　監修者にはとくに治療が必要な症状があったわけではなかったので，単純な自律訓練法を続けることにも，また訓練記録を英語で記載することにも時には苦痛に感じることがあった。そういう時は本来ならばリラックスするはずの自律訓練法だが練習をするとかえって落ち着かなくなったり，イライラしてしまう。これに対するルーテのアドバイスは "Short Stitch Exercise" を

やれということだった。これは「右腕が重い」「右腕が重い」を2～3回繰り返し，直ちに消去動作をすることを4～5回繰り返すのである。このようなことは自ら自律訓練法を体験しないとなかなか理解しがたいのではなかろうか。

　本書は，指導者（セラピスト）はいかにあるべきかを中心に構成されている。シュルツの「自律性基本原則」は，「患者が練習しているうちは完全に黙っていることが絶対に必要である。治療者が公式を声に出した暗示で援助したその瞬間に自律性原則は完全に破棄される」ということを承知の上で，本書ではこの原則を一時的に棚上げにして，「練習がスムースに進むようになるまで，指導者が声に出していうことにしている」という態度をとっている。ルーテも導入時に "My right arm is heavy", "My left arm is heavy", "Both arm are heavy" と声に出して指導していたことが今でも耳に残っている。

　近い将来，自律訓練法の分野でも教育分析的なシステムが導入されるだろう。その際，本書はその教材としての任を十分に果たすことができると思われる。

　　　　　　　　　　　　　　　　　　　　　　　　　中島節夫

はじめに

　自律訓練法は精神療法（心理療法）を紹介する際に必ず紹介される技法である。しかし，その内容はごく簡単な記載にとどまっており，クライエントに指導する場合にどのようなことを留意しながら進めていけばよいかの説明は少ない。また，身近に自律訓練法の指導法をアドバイスしてくれる専門家も少ない。そのため指導を試みても困惑したときにアドバイスがもらえず，指導することに消極的になってしまったり，自己流の指導法になってしまうことがある。

　日本自律訓練学会は，各地で，自律訓練法に関心を持つ者に対して，正確な知識と指導法を紹介するセミナーを開催し，各回ともに一定の参加者を得ている。自律訓練法に対する関心も拡大しつつあり，日本自律訓練学会会員も増えてきているが，会員数は他の心理療法関連学会に比べてそれほど多くはない。

　筆者の自律訓練法との出会いは，監修者である中島節夫先生が日本自律訓練学会設立時の主要メンバーの一人であり，当時部下であった私も1985年の自律訓練学会設立総会にスタッフとして加わったことにある。私は，この時に自律訓練法を身近な技法として意識したが，援助技法として取り入れたのは1986年に入ってからである。

　筆者は，当時，病院（精神科）に勤務しており，身体的・精神的自覚症状を持つ人たちの心理的援助を担当していた。この頃，主流であった心理技法は，言語的コミュニケーションを介してクライエントの抱える問題の力動的側面を明らかにし，内面の再体制化を促す方法である。この方法は成果を上げるまでにかなり長い時間を要するものである。

　筆者は担当していたクライエントから，「眠れない日が続くと，頭痛がしたり，イライラしやすくなったり，身体もだるく，仕事にも支障が出てくる。もっと早く楽になりたい」と遠慮がちに伝えられた。当時，短期間で効果的にクライエントの症状解消が必要ではないかと考えていた時だったので，これを機に自律訓練法の習得に本格的に取り組むことにした。

最初に自律訓練法を指導したのは，不安障害（対人恐怖）のクライエントであった。この方は，研究職で職場内ではチームリーダーとして，後輩の指導，学会や症例検討会で報告するなど人前で話すことが多い職務であった。滑舌が悪くなったり冷や汗をかいたりする緊張症状が持続したため精神安定剤の服用で緊張感を和らげていた。しかし，十分な改善が得られなかったため，他に改善の方法はないかと主治医に伝え，自律訓練法の導入に至った事例である。導入後の4週間は，「練習してもリラックス感がない」「練習がうまくいかないので落ち込んでしまう」と話していた。指導者の「何とか早く楽になりたいと考えるのは当然だが，急がば回れ。淡々と練習してみよう」とのアドバイスを受け入れた後は，指導のセッション毎に表情が明るくなり，「緊張するけど人前で話すことも少しずつやっています」と報告するようになった。

　以来，筆者はより自律訓練法へ関心を強め，ついに主たる援助技法になった。自律訓練法を得てから私自身もクライエントの前に自信を持って立つことができるようになったといっても過言ではない。

　現在でもなお，心理臨床領域や精神科領域で中心となる心理技法はカウンセリングであり，自律訓練法は周辺技法という位置づけにある。これは自律訓練法の不安軽減効果や不安・緊張に付随する自律神経症状の軽減効果といった，技法の有効性が十分に認識されていないためではないかと考えている。

　筆者は，心理臨床家として30年余，精神科を中心とする病院臨床の場で過ごしてきた。この間，援助技法として，精神分析療法，クライエント中心療法，行動療法などさまざまな技法を用いたが，症状や状態に対して短期間で効果的に肯定的な変化を与える方法は，行動療法や自律訓練法が優位であると実感している。

　ここでは，自律訓練法の指導を行おうとする臨床家に対して，自律訓練法の指導がどのように始まり，どのような点に留意しながら展開していくかを具体的に紹介することを目的とした。

目　　次

臨床家のための自律訓練法実践マニュアル

Ⅰ

自律訓練法とは

　自律訓練法は，どのような知見に基づいて確立された技法か，その治癒メカニズム，どのような効果があるのか，どのような対象に指導し，また指導しないのかについて概説しておきたい。自律訓練法は適用の範囲が広い技法であるが，適応と禁忌を知ることは安全性を確保しつつ自律訓練法のメリットを得るために重要である。

1　自律訓練法の誕生

1）自律訓練法は催眠から始まった

　自律訓練法（Autogenic Training）は，1932 年，ドイツの精神科医シュルツ（Schultz, J. H.）によって確立された。シュルツは，全体が 6 段階で構成された手続きによって，練習者が催眠類似の状態を意図的・操作的に作り出して，緊張を軽減することで，心身の調整，健康状態の向上を図る心理生理的方法として確立した。

　シュルツが自律訓練法を確立するに至った背景となる研究は，ドイツの大脳生理学者フォクト（Vogt, O.）による催眠研究の知見である。催眠療法は，催眠者が，被催眠者に対して催眠誘導の手続きに基づいて，通常とは異なる意識状態へ誘導していき，被暗示性が高まった状態下で暗示（後催眠暗示）を与えて症状や状態の解消を意図した働きかけを行うものである。

　フォクトは，催眠実験を繰り返しているうちに催眠状態に入った人は，後催眠暗示といった働きかけと関わりなく催眠状態に入る前より心身の不調が和らぐことや心身のリフレッシュした状態になることに気づいた。このことから，フォクトは催眠状態に繰り返し入ること自体が心身の不調解消への予防的効果・治療的効果があるとし，「予防的休息法」と呼ばれる練習法を考案した。

催眠療法は，短期間で症状・状態の変化を促す方法であるが，

①催眠導入に長時間を要すること
②治療過程は催眠者の催眠暗示によるものであるため，被催眠者は治療過程に主
　体的に関与することがなく，治療の主体を催眠者に委ねるといった受身的態度に
　なってしまう
③被催眠者が治療過程に自ら関与し症状の軽減に努力する必要がないことは，催眠
　者への依存的態度を形成しやすい

　というデメリットがある。[注1]
　シュルツは，フォクトの知見を背景に，催眠療法の短所である被催眠者の
受動的態度や催眠者への依存性を少なくし，催眠下で生じる意識の変容した
状態に効果的に導く方法を確立することを目指して研究を行った。被催眠者
が，催眠下で自覚する腕や脚の重さや温かい感覚を自己暗示による効果とい
うより筋肉や血管の弛緩に基づくものと理解し，「腕・脚の重さや温かさ」
を体感することを第1公式，第2公式として構成した。同様に，「心臓の動
きや呼吸の状態」を体感することを第3公式・第4公式，「腹部の温感」「額
部涼感」を体感することを第5公式・第6公式とした。これら6段階で構成
された内容を「標準練習」とした。

2）自律訓練法は自己催眠法か

　先に述べたように催眠療法は，催眠へ導入することによって被暗示性を高
め，後催眠暗示を与え，心身の自覚症状への肯定的な変化を促す方法である。
また，クライエントにとっては特段の努力を要せず，楽に短期間で効果を得
ることができる治療法である。
　自律訓練法は，催眠研究から発展してきた方法であり，催眠下で生じる通
常と異なる意識の変容した状態（p.39：変性意識状態）を作り出す技法とい
う点では催眠療法に類似している。しかし，クライエントが，自らの意思で
主体的・継続的に練習に取り組み，6公式という手続きによって意図的・操
作的に催眠状態で生じる意識状態の変容状態を作り出し，心身の状態を統制
する方法（自己統制法）であるという点で異なっている。クライエントは自
己統制力を獲得することによって，催眠療法の短所である「受動性と依存性」
から抜け出すことになるのである。

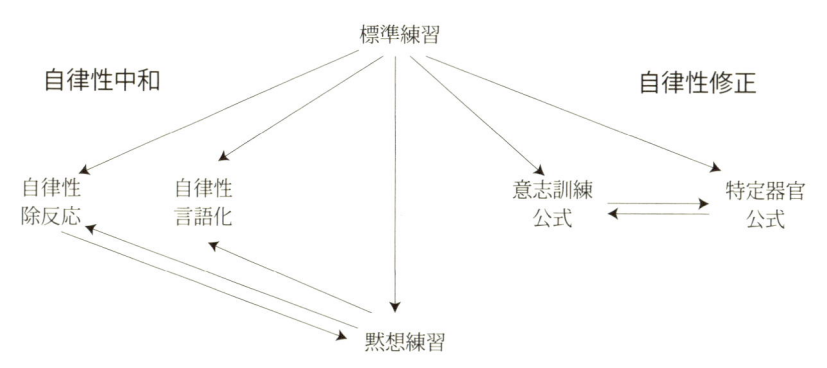

図1　自律的アプローチの組み合わせ（Luthe. 自律訓練法 . 自律的アプローチの組合せ）⁴⁾
→は各練習の治療的組み合わせの可能性を示す

　佐々木³⁾は，自律訓練法と催眠との関連について「自律訓練法は，催眠
からつくられたといっても，催眠ではない。では，自己催眠法かというと一
般的な意味での自己催眠でもない。催眠のエッセンスを抽出し，それを科学
的に再構成して，だれでもできるようにしたものである」という。

　すなわち，自律訓練法は，

①催眠状態下で生じる変性意識状態を意図的・操作的に作り出す方法
②緊張状態を緩和する心身の調整を意図した心理生理学的な方法
③筋弛緩法（リラクセーション法）
④自己統制法

であるということができる。

3）自律訓練法は自律療法と呼ばれることもある

　自律訓練法は，標準練習の公式の習得によって心身の健康状態の維持・回
復に効果があるが，自律訓練法はさらに標準練習を習得したのちに追加で行
う特殊練習と呼ばれる公式がある。特殊練習には，自律性中和法，自律性修
正法（特定器官公式，意思訓練公式），空間感覚練習，黙想練習などがある。
　ルーテ（W. Luthe）⁴⁾は，図1の自律訓練法の全体を自律療法と表現し
ているが，現段階では自律療法という用語は日本自律訓練学会でも一般的で

はないので，ここでは自律訓練法としている。

　意思訓練公式は，心理的な側面から特定の症状へのこだわりを軽減する方法で，例えば，不眠症に対して「眠れなくても気にならない」といった公式がある。

　特定器官公式は，身体の特定の部位に働きかけて症状を軽減する方法で，赤面に対して「うなじと肩が温かい」，しもやけに「指先が温かい」という公式が用意されている。

　自律訓練法は練習中にさまざまな心身の反応が生じるが，これを自律性解放現象（p.41）という。ルーテは，自律性解放現象は，症状を引き起こす背景にあるエネルギーが解放されるときに見られる現象と理解している。さらにルーテは，この現象の治療的意味に着目し，自律性中和法を体系化した。自律性中和法の中に，自律性除反応・自律性言語化があるが，いずれも自律訓練中に生じる自律性解放現象を利用したものである。

　自律性除反応は，練習中に生じる解放現象にさりげなく関心を向けながら，そのまま受け入れていく方法である。

　自律性言語化は，練習中に生じてくる心身の感覚，イメージなどを言葉で表現すると同時に，文字化する。その作業を自律性解放現象が消失するまで続けていく。この作業を通して症状の背景に何があったのかに気づいていく方法である。注2, 3

4）リラックスすることはなぜ心身の健康を促進するのか

　私たちが生きていく中では，ライフイベントといわれる心身共に大きな影響を与える衝撃的な出来事がある。また普段の生活の中でもいらだちや困惑を感じる日常生活ストレスがある。

　不安，緊張・怒り，落ち込みといった状態に陥った時の身体的反応は，身体の震え，身体の強ばり，口渇，動悸，息苦しさ，手足の冷え，食欲の低下，嘔気などがある。

　このような身体的反応は，自律神経系の興奮，とくに交感神経機能の亢進によるものである。表1は自律神経系の交感神経・副交感神経の活動によってどのような反応が引き起こされるかを示したものである。

　緊張・不安時にみられる身体の震えや身体の強ばりは，筋肉の緊張によるものであり，口渇は唾液の分泌量の低下，動悸・息苦しさは，心臓・呼吸活

表1　器官別にみた自律神経の働き

交感神経 敵と戦う体制	器官名	副交感神経 休養と栄養補給体制
拡大，突出	瞳孔と眼球	縮小，陥没
少量の濃い液	唾液腺	大量の薄い液
速くなる	心臓拍動	遅くなる
収縮	皮膚・末梢血管	拡張
拡張	冠状動脈	収縮
上昇	血圧	低下
拡張	気管支	収縮
蠕動抑制	消化管活動	蠕動促進
分泌減少	消化液（胃・腸・膵）	分泌増加
血糖上昇	肝臓	血糖低下
拡張（尿閉）	膀胱	収縮（排尿）
収縮（鳥肌）	皮膚（立毛筋）	（―）

動の亢進によるもの，手足の冷えは末梢血管の血流量の縮小，食欲の低下は消化管活動の抑制によるものである。また怒りや悲しみ・喜びなどの興奮時に起こる入眠困難は，いずれも交感神経優位な状態で生じるものである。

　交感神経は活動の神経，副交感神経は休養・栄養補給の神経と呼ばれており，交感神経の活動の高まりはエネルギーの消費，副交感神経の働きの高まりはエネルギーの補給といわれている。

　ストレスが加わると交感神経の活動が活性化し，身体的・精神的緊張を高め，事態に対処する力を高めていく。ストレスがライフイベントに伴う衝撃の大きい内容であるか，日常生活ストレスといわれる衝撃の弱いものであるかを問わず，ストレスが持続的に加わると身体的・精神的にエネルギーの枯渇した状態が出現する。このような身体的・精神的な緊張状態を緩和し，エネルギーを補給するのが副交感神経の働きである。副交感神経の機能は，睡眠状態をはじめ，身体的・精神的にリラックスした状態にあることで活性化される。

　自律訓練法は，リラックス状態を作り出すことによって自律神経機能の調整を促し，心身の機能の調整を図り，健康状態の維持・向上をもたらす心理・生理学的な方法なのである。

2　自律訓練法の効果

1）自律訓練法の治癒メカニズム

　人間には心身の状態を調節する機能（恒常性維持機能）が備わっている。私たちの心身は，自然環境・社会環境（職場環境，人間関係や社会の変動など）から絶えずさまざまなストレスを受けている。しかし，体温は一定に保たれ，血圧や脈拍は一時的に変動しても時間経過とともに平静の状態に戻ってくる。このような調節機能は，大脳の脳幹部（間脳，中脳，橋，延髄など）にある。脳幹部が正常に機能していると，ストレスを適切に処理し病気への抵抗力や心身機能の調節機能は維持されるが，脳幹部の機能バランスが崩れると病気になりやすくなる。

　自律訓練法の治癒メカニズムは，筋弛緩状態（リラックスした状態）を作り，一時的に脳幹部に休息状態をもたらし，人間がもっている心身の調節機能を活性化して，抵抗力や治癒力を高めることにある。

　さらに，四肢の弛緩した状態を作ることは，心身の緊張状態から安静状態への移行であるが，同時に覚醒水準の低下をもたらす。この状態（変性意識状態：ASC；Altered state of consciousness）がカタルシス効果をもたらす。

　標準練習の6公式を習得することによって，心身の休息状態を短時間で得て，心身の調節機能を回復し，増進するのである。

2）自律訓練法の目指す方向と効果

　自律訓練法の目指しているものと一般的効果について，いくつもの成書によって紹介されているが，内容は以下の通りである。

　①緊張から弛緩へ
　②興奮から鎮静へ
　③交感神経優位状態から副交感神経優位状態へ
　④エルゴトロピック状態からトロフォトロピック状態へ
　⑤反ホメオスターシス状態から向ホメオスターシス状態へ

といった各側面での変化を促す働きかけである。

　先に述べたように，ここに挙げている自律訓練法の目指しているものは，心身のリラックスした状態を作り（①②），脳幹部に一時的に休息状態をも

たらすことによって，心身の調節機能を活性化し（③），心身の機能バランスの回復と活動へ向かうエネルギーを高める（④⑤）ことにある。

　自律訓練法は，リラックス状態（筋弛緩状態）を意図的・操作的に作り，心身の休息を促進する方法である。また，自律神経機能の側面からみると，交感神経優位の状態から副交感神経優位の状態へ移行することを目指している。

　自律訓練法の一般的効果として挙げられているのは，

　①自律神経機能の安定化
　②過敏状態の鎮静化
　③疲労回復
　④自己統制力の増大，衝動的行動の減少
　⑤作業能率の向上
　⑥内省力の向上

などである。

　これらは，自律訓練法のもつ作用との関連から以下のように説明することができる。

　一般にストレス反応として出現する身体・精神症状は，自律神経系の交感神経の過敏な反応によるものである。

　したがって，副交感神経優位な状態を作り，交感神経・副交感神経機能のバランス調整を図ることは，自律神経機能の安定をもたらすことになる。

　自律神経機能の安定は，易刺激性を緩和し（②過敏状態の鎮静化），種々の身体的・精神的自覚症状が軽減・消失する（①自律神経機能の安定化に伴う身体的・精神的症状の軽減・解消）条件を作ることになる。

　また，心身の休養は，疲労の回復を促し（③疲労回復），過敏状態や不安感，抑うつ感やイライラ感の軽減は，感情の統制を容易にする（④自己統制力の増大，衝動的行動の減少）。

　疲労感がなく，身体・精神的な苦痛がなく，精神的に穏やかな状態にあることは，作業や勉強に集中して取り組むことができる条件となり（⑤作業能率の向上），感情の安定度が増すことは論理的思考や現実的な思考といった知的活動が優位になる条件となり，自らの内面の感情状態を冷静・客観的に観察する能力を高める（⑥内省力の向上），ことへつながっていくのである。

3）自己統制力を高める

　自律訓練法は，2）で述べたように心身の機能状態の安定化を促す方法である。疲労からの回復や過敏状態の改善は，不安定になりがちな感情の統制力を高めることにつながり，感情状態を統制できるという自信を生み出すことになる。また，自己統制力が高まることは，周囲の事態に冷静・適切に対応していく能力を高めることでもある。

　心身の自覚症状の出現頻度・強度が高いクライエントの治療では，まず薬物療法が選ばれる。薬物療法は短期間で効果的に症状軽減を図る方法だからである。

　一方，薬物を用いることはクライエントにとって二重の意味で非主体的な位置に置かれることである。

　第1は，薬物の種類や量の選択に主体的に関わることができない（主治医の判断に委ねられる）。

　第2は，薬物は症状の軽減に効果的だが，症状が出現したときに薬が手元にないと不安になる（薬物は外的な物質であり，自己内のいつでも使えるスキルではない）。

　自律訓練法は，一時的に薬物を利用しても中・長期的にはそこから抜け出していく自己統制力を高める方法である。

4）自己効力感を高める

　私たちは，日常生活の中で，意識して，また無意識のうちにストレスへの対処行動をとっているが，過剰なストレスが加わると過去に獲得した対処法では十分な効果を得られないことがある。

　適切に対処することができないという感覚（対処不能感，無力感）が，不安感・緊張感・抑うつ感・無気力をもたらすことになる。

　クライエントが症状による束縛を離れていく過程では，今のこの事態（症状・状態）に対処できないという感覚から，何とか乗り越えることができるだろうという感覚（自分自身の体や気持ちの状態を安定させることができるという感覚；自己効力感）をもてるか否かが大切になる。

　このような対処法の無力化という事態から，いかに速やかに対処可能感が持てるようになるかが，無力感が持続するか否かの重要な分岐点となる。

　自律訓練法は，クライエントが練習を継続することによって自ら心身の状

態を維持・向上する方法である。また，この方法に習熟することで，困惑する事態を解決する能力を持っているという自信をもたらしていく方法である。

　指導者はクライエントの症状コントロールへの自信を高めるために，薬物による症状コントロールからどの段階でクライエントのストレス対処スキルの獲得を促す働きかけをするかが問われるのである。

　クライエントにとって自己内にストレス対処スキルをもつことは，自分の置かれた状況に主体的に関わる能動的態度や自信を高めることである。

　身体・精神症状をもつクライエントへの心理学的援助は４つの段階に分けることが望ましいと考えている。

　第１段階は，症状状態に見合った適切な対処法の選択。
　第２段階は，身体的・精神的症状の軽減。
　第３段階は，症状統制のための自己観察力・評価能力の向上。
　第４段階は，生活習慣や思考様式の修正など症状の再発防止法の習得。

　である。
　自律訓練法は，ここにあげた心理学的援助の第１・第２・第３・第４段階のいずれでも有効性を発揮し，なぜ自分がこういう状態に陥ったのかに気づく契機となる援助技法でもある。
　自律訓練法は，

①脳幹部の休息状態を作り，自律神経機能の調整を行い，自覚症状を軽減し（第１段階：対処法の選択）
②自らの意思と努力によって自覚症状の軽減を図る（第２段階：自覚症状の軽減）
③生活や感情状態と症状との関連に気づき（第３段階：自己観察力の向上）
④自らの意思と努力により症状を統制する方法を身につけ（第４段階：再発防止法の習得）注3
⑤自らの主体的意思により自由な日常行動の選択を可能にする

　方法である。
　クライエントは，自らの継続的な努力によって症状のマネジメント法を身につけていくのである。この意味で，自律訓練法は，自らの意思と努力によって獲得した自己統制法であり，その方法を習得することはクライエントの内

部に存在するスキルとして蓄積されるのである。

　薬物療法と自律訓練法の関係について言うなら，クライエントにとって薬物も自律訓練法も「これがあるから大丈夫」という安堵感と対処可能感をもたらすものであるが，薬は外的な力であり，自律訓練法は自らが練習によって身につけた内的な力であるという違いがある。

　症状に対する自己統制力という側面からみるなら自律訓練法は，自分の中にある能力・技能であり，長期的には自分で症状や状態をコントロールできるという自己統制への自信を高めると同時に，自己効力感を高めていく方法である。

3　自律訓練法はどの領域で活用されているか

　心身ともに健康状態である者は，その健康や能力の維持・増進を目的として活用している。

　産業領域では，勤労者の健康管理・作業に伴う疲労からの回復・集中力・注意力の回復を意図して導入している。

　教育領域では，児童生徒の感情の安定，授業への集中力を高める方法として。

　スポーツ領域では，アスリートに過緊張の低減・集中力の向上を意図して。

　医療領域では，心療内科，精神科，耳鼻咽喉科，産科，歯科など各診療科で適用されており，松岡ら [16] は，自律訓練法は心身医学領域における治療法の中で，薬物療法・面接療法に次いで多く用いられる技法であるという。

　心身症や不安障害・身体化障害，癌ターミナルの身体的・精神的苦痛の緩和などの治療法として導入されており，また不妊治療中の女性の精神的反応（不安・緊張・抑うつ感）の軽減，長期療養患者家族の介護疲労軽減法としても用いられている。

4　自律訓練法の適応と禁忌

　自律訓練法は，適用の範囲が広く，ストレスのマネジメントや健康の維持・向上，自覚症状の軽減・解消に役立つ方法であるが，適応すべきでない疾患・状態がある。指導者は，対象者が練習を行ってよい状態にあるかどうかを判断した上で指導を開始する必要がある。

　医療領域で自律訓練法の指導を行う際は，通常，血液，心電図，脳波など

身体的問題の有無をチェックし適応の可否を検討した上で開始される。福祉・教育・産業領域など医学的な管理がされにくい領域で指導する場合や医療領域以外で集団指導を行う場合は適応の可否について慎重に検討することが求められる。

　一般に健常者では，禁忌となる疾患や状態をもつことは少ない。普段から動悸や胸部圧迫感などがある人は，練習導入前に血液検査や心電図などを行い禁忌疾患の有無を確認すること，また少なくとも練習開始後1〜2週は，練習前後の血圧の変動状態を確認しながら進めることが望ましい。

　自律訓練法の適応・非適応・禁忌は，以下の通りである。

1）適応；indication

①健康者：健康の維持・増進，生活ストレス発散，疲労軽減，集中力・注意力・想像力向上など能力開発

②産業領域：疲労回復，作業能率向上，感情的安定

③教育領域：授業への集中力，感情的安定，いじめ予防

④医療領域：

消化器系：胃痛，胃部不快感，便秘，消化性潰瘍，潰瘍性大腸炎，過敏性腸症候群，摂食障害（食欲不振，過食・嘔吐）など

循環器系：機能性不整脈，動悸，のぼせ，手足の冷え，起立性調節障害，虚血性心疾患，本態性高血圧など

呼吸器系：気管支喘息，過換気症候群，神経性咳嗽など

内分泌−代謝機能系：糖尿病，甲状腺機能亢進症など

筋骨格系：関節炎，筋痛症，肩こり，手足の強張り，書痙，痙性斜頚など[注4]

泌尿器−生殖器系：排尿障害，勃起不全，頻尿など

神経系：片頭痛，緊張型頭痛，頭重，めまい，手脚のしびれなど

皮膚科系：蕁麻疹，アトピー性皮膚炎，湿疹など

耳鼻咽喉系−眼系：咽頭異物感，機能性嚥下障害，メニエール症候群，乗物酔い，吃音，眼精疲労，機能性視力障害（視力低下，視野狭窄，複視，調節障害）など

歯・口腔系：歯科恐怖症，顎関節症，咽頭反射過敏など

小児系：小児喘息，夜尿，チック，吃音，心因性発熱・嘔吐など

精神系：全般性不安障害，パニック障害，心気障害，睡眠障害（入眠困難，中途覚醒，早朝覚醒，過眠），意欲減退，過緊張，恐怖感，イライラ感，抑うつ感，アルコール依存症，身体表現性自律神経機能不全など

二次性精神的障害：急性・慢性の身体疾患に伴う不安感，緊張感，イライラ感，抑

うつ感，睡眠障害など

2）非適応：Non-indication（適用しても意味がない）

①急性期の精神病性障害：統合失調症，感情障害（双極性障害，うつ病性障害など。重症うつ病は禁忌），症状精神病，器質性精神障害，精神作用物質関連（中毒性）精神障害など

②治療意欲がない，知的能力がかなり劣っているとき：練習に取り組む意欲がない者，イメージ能力の低い5歳以下の児童（小学校高学年以上が望ましい），知的障害者など

③自律訓練法の練習中の徴候や練習そのものを十分に監視できない条件があるとき

3）禁忌：Contraindication（副作用的反応や症状の増悪を引き起こす可能性がある疾患・状態）

自律訓練法導入の可否は，以下の疾患・状態の有無によって判断すべきである。また，練習開始後に，不安感の増大，妄想反応・解離反応の出現が認められた場合は中止すべきである。

①心筋梗塞：心不全を誘発あるいは増悪させる危険性がある

②危険を伴う不整脈：現在までにエビデンスがない

③長期間の管理困難な糖尿病：低血糖状態を引き起こす危険性がある

④低血糖様状態：症状増悪の危険性がある

⑤うつ病性障害（更年期うつ病，重症うつ病）：症状増悪の危険性がある[注5]

⑥精神病性障害（更年期精神病性障害）：症状増悪の危険性がある

⑦妄想性障害：症状増悪の危険性がある

⑧重症の神経症性障害（解離性障害，強迫性障害など）：症状増悪の危険性がある

⑨訓練中・練習後に不安の増大がある場合：症状増悪の危険性がある

（日本自律訓練学会 自律訓練法の適応・禁忌再検討委員会，2010 一部改変）[1]

注
注1：筆者も，催眠療法を求めるクライエントは「何とかして下さい，早く楽になりたいんです」と治療者に即時的な問題解決を求める傾向，問題解決への努力をすべて預けてしまう受動的な態度，治療者の催眠による働きかけがなければ「自分ではどうにもなら

ない」といった技法や治療者への依存的態度がみられることをよく経験した。

注２：特殊公式の練習法については，松岡「自律訓練法」[16] に詳しく紹介されている。

注３：不眠・肩こり，不安・緊張といった身体・精神症状の軽減・解消法として自律訓練法を活用する場合では，標準練習だけで十分な効果を得ることができる。

注４：経験的には筋肉運動系の症状（書痙，痙性斜頸など）は自律訓練法での症状コントロールが難しい。

注５：うつ病性障害で活動性の著しい低下，悲観的・否定的思考，希死感が強い場合は，症状の増悪要因となるため禁忌となる。ただし，うつ症状が緩和し職場復帰・登校開始などを控えた時期になっても残っている身体・精神症状（頭痛・頭重，肩こり，動悸，睡眠リズムの不安定，緊張感・不安感など）の軽減法として導入することができる。

II

なぜ自律訓練法か

　数多く存在する心理的援助技法の中で，なぜ自律訓練法を選択するのか，そのメリットはどこにあるかを知ることは，自律訓練法自体への関心を高める要因となる。ここでは自律訓練法を選択するメリット，自律訓練法が目指しているものについて取り上げる。

1　なぜ自律訓練法を選択するか（自律訓練法のメリット）

　自律訓練法は，確立された公式と指導ステップが用意されており，一定のトレーニングを受けた指導者のアドバイスに従って練習を継続することで，比較的容易に治療効果を得ることができる。

　自律訓練法の標準練習は，リラックスした心身の状態（練習姿勢）を作り，変性意識状態下に生じる身体的変化（副交感神経機能の活性化）に気づくように働きかける6つの段階で構成されている。

①四肢の筋肉が弛緩み（第1公式：重感練習）
②末梢の血液の循環がよくなり（第2公式：温感練習）
③心臓の拍動が安定し（第3公式：心臓調整練習）
④呼吸が安定し（第4公式：呼吸調整練習）
⑤内臓の活動が活性化し（第5公式：腹部温感練習）
⑥部分的に交感神経の働きを強め，頭がすっきりした状態をつくる（第6公式：額部涼感練習）

である。

　自律訓練法は，自律神経の調整を通して東洋医学で古来より伝えられてきた心身の機能が十分に機能した状態（いわゆる「頭寒足熱」の状態）を作っているといえる。このような頭寒足熱の状態を作ることで心身の休息状態が

得られ，心身の恒常性維持機能が維持され，また回復していくのである。

　自律訓練法は，四肢の筋肉の弛緩した状態を作ることから始まるが，重・温感，心臓・呼吸の調整といった練習過程においてクライエントは，自らの四肢の筋肉の弛緩状態や皮膚感覚の変化，心臓の拍動や呼吸の状態といった身体感覚を感じ取ることを促される。同時に，練習中に起こっている安静感や緊張感やいら立ちといった精神的反応を感じ取ることを促される。

　つまり自律訓練法の練習は，自らの心身の状態を確認し，心身との対話を行いながら心身の弛緩した状態を作っていく過程が含まれている。練習している時に安静状態や四肢の弛緩状態へスムースに移行できる時と困難を感じる時がある。クライエントは，練習中に安静状態に移行できない体験を契機に日常生活場面を振り返り，心身の状態と生活場面での感情体験を関連づけて理解する内省的態度を形成していく。

　自律訓練法は，自律神経系の調整の練習を通して「心身の休息」「恒常性維持機能の回復」「身体・精神症状の緩和」をもたらす。さらに，先の事例でみたようにクライエントが自ら練習を継続することで症状を軽減し，自分で症状を統制できたという自信を強め，生活スタイルの修正を図っていく。また症状が存在することで隠されていた内面の感情状態に気づき，自らの背景にある周囲との関係の作り方，価値観・思考様式とどう向き合うかを考える契機となるのである。

　自律訓練法のメリットをクライエントと指導者の立場から挙げると以下のようである。

1）クライエントにとってのメリット

①一人で練習ができる

　指導を受けて一定の習熟度に達したら，一人で練習を継続していくことができる。

②技法が習得しやすい

　自律訓練法は，体系化された指導ステップが用意されており，練習への構え（受動的注意集中や完全さを求めないなど）を心得ておけば，各公式を比較的容易に習得していくことができる。

③物理的制限が少ない

　練習を開始するために特別の場所や用具を必要とせず，生活の場でいつで

も手軽に練習することができ，習熟すると交通機関での移動中に練習することができる。練習を行うのに経済的負担がない。

④時間的制限が少ない

1日3回練習を行うが，1回の練習に要する時間は短く（5分～15分程度），生活の中の空き時間に組み込みやすい。

⑤練習の内容が体系化されている

第1公式，第2公式と練習する公式内容が定められており，それぞれの公式の留意点を把握しておけばひとりで練習し続けても間違えるリスクがない。

⑥副作用が少ない

受動的注意集中のような練習の基本態度，公式内容を自己流に変えないというルールを守っていれば，練習による副作用的リスクは極めて少ない。

⑦練習成果を体感的に自覚しやすい

約2週間程度の継続練習によって，頭痛，肩こり，不眠，不安といった身体的・精神的自覚症状の減少・消失といった変化を自覚できる。

⑧練習意欲を維持しやすい

継続練習によって，身体的・精神的自覚症の出現頻度や強度が軽減・消失といった変化を自覚することができる。このことは，クライエント自身が継続練習への意欲を高めることになる。

⑨症状の発生と増悪要因を把握しやすい

動悸，嘔気，不眠，不安や緊張などの身体・精神症状が強い状態では，クライエントは自らの症状に目が奪われており，症状発生の背景となっているストレッサーに気づきにくい。自律訓練法によって症状が軽減してくると，クライエントはどのような状況下で症状が軽快・増悪するかを理解しやすくなってくる。

また，この気づきに連動して自らの性格傾向・思考様式・価値観など認知的枠組みや行動様式に関心が向かう条件が整えられる。

⑩自己統制力への自信（自己効力感）を高める

自律訓練法の効果は，練習を継続して行うことで得られるものである。指導者は練習の進め方と各練習内容の注意点を指導するが，練習を継続するのはクライエント自身である。

クライエントは，自らの意思と努力によって自分の事態（身体的・精神的

な症状）を軽減できたことへの満足感と，症状を統制できるという自信を獲得する（自己効力感が高まる）。注6

　自律訓練法を用いる大きなメリットは，短期間で症状の軽減を図り，同時に自己効力感を高めることができることである。

　⑪臨床的知見に裏付けされた科学的な方法である

　1932 年に確立された心理生理的方法であり，これまで長期にわたってさまざまな分野で指導が行われており，練習による効果が明らかにされた科学的方法である。

2）指導者にとってのメリット

　①適用範囲が広い

　自律訓練法には，非適用・禁忌となる疾患や状態がある。それらを指導対象から除外すれば，健康者・福祉・教育・産業・スポーツ・医療などあらゆる領域で対象者の心身の健康状態の維持・増進，不健康状態からの回復に用いることができる。

　②指導内容が体系化されている

　症状・状態像，指導中にみられる反応や対処法を把握しておけば，基本的には公式の順に指導していけばよい（公式の順序を変更したり指導しないこともある）。

　③説明や導入が容易である

　自律神経の調節障害によるめまいや動悸などがある場合は，自律神経機能の調整法（交感神経・副交感神経のバランスの調整）として，症状と関連づけて説明することで，クライエントは自らの症状の軽減法であること，なぜ自律訓練法を練習するのかを理解し，練習導入への意欲を高めやすい。

　④動機づけを高めやすい

　クライエントは，練習を開始する前に何らかの目的（症状や状態を改善したい，集中力を高めたいなど）をもっている。指導者は，クライエントに継続練習による症状変化を肯定的にフィードバックすることにより練習への意欲を高めやすい。

　⑤客観的に評価しやすい

　クライエントの重・温感の自覚，安静感といった主観的な評価にとどまらず，練習前後の血圧・脈拍の測定によって練習が効果的に行われているかを

確認することができる。

　練習の評価には，心理検査による評価（不安やうつ状態など）や生理指標による評価（血圧，脈拍，手尖脈波，皮膚温など）がある。

　指導者は,これらの評価データを定期的に収集し,クライエントに数値データとしてフィードバックする。そのことはクライエントが,肯定的変化をデータとして知ることとなり，継続練習への意欲を高めていく。

　⑥副作用が少ない

　自律訓練法はリラクセーション法であり，練習者の心理・生理状態に肯定的な変化を与える方法である。副作用的反応も少ない。ただし，自律訓練法によるリスクを減らすために，あらかじめ禁忌の疾患や状態像がある者を指導対象から除外する必要がある。注7, 8

　⑦自ら回復のプロセスへと動き出す

　症状の発生や増悪要因を理解し，症状の軽減を経験したクライエントは，症状コントロールへの自信を高める。精神的安定感が高まることによって，どのような状況下で症状が軽快・増悪する要因になるかを把握することが容易になる。その結果，自らの性格傾向・思考様式・行動様式にも関心が向かってくることが多い。指導者はそのようなクライエントの動きを後押しすればよい。

2　自律訓練法をどのように使うか

　病院臨床場面でのクライエントは，強い身体・精神症状をもち，そのために日常生活行動に支障があり，種々の症状を持っている者である。

　それゆえに心理的援助は，

　第1段階で，対処法の選択への援助を行い，
　第2段階で，身体的・精神的症状の軽減を図り，
　第3段階で，症状を統制する前提となる自己観察力と評価能力の向上，
　第4段階で，症状の再発防止策（認知的，行動的側面の変化を促す）の検討へと進んでいくこと，

　が重要であると考えている。

　自律訓練法を習得することは，症状・状態への対処法を得ることである。対処法を得ることは，身体・精神症状の軽減を促すことである。自覚症状の

軽減は同時に，クライエントが自ら症状の出現や増悪の要因に気づきやすい条件を整えることである。そして，そのことはクライエントが自らの生活習慣や思考様式の修正を自発的に試みようとする契機へとつながることが多い。

　自律訓練法によって，心理学的援助の第1段階の援助を行うことは，結果として第2段階・第3段階・第4段階への展開を容易にするものであり，その意味で自律訓練法を活用することは効果的な援助技法となるのである。

　自律訓練法は，クライエントが練習を継続することで，

　①自律神経機能の調整を行い，
　②身体的または精神的な自覚症状を軽減し，
　③自らの生活習慣や内面の感情状態と症状との関連に気づき，
　④自らの意思と努力によって症状をマネジメントする方法を身につけ，
　⑤症状に支配された生活状態から自らを解放し，
　⑥症状をマネジメントできるという自己効力感を高めることができ，
　⑦症状に適切に対処する方法を持っているという自信を獲得していく，
　⑧上述の過程を経ることで，自らの主体的意思によって日常行動を自由に選択・決定できる条件の再構築を促す働きかけ，

　である。

　自律訓練法の重要なポイントは，指導者は練習の仕方，疑問や困惑の解消などのアドバイスを行っているが，練習の主体はクライエントであり，クライエントが自ら心身の調整を行う活動を行っているのである。このことが，自分の心身の状態をマネジメントできるようになったという自己効力感を高める背景になるのである。

　また，自律訓練法は，「リラクセーション法」や「カウンセリングの導入を容易にする技法」とされるが，その一例を紹介する。

事例1：30代男性，銀行員。身体表現性障害

　都市銀行の企画部門に勤務し，自他ともにエリートと認めていた。上司からあるプロジェクトに加わるように指示された。このプロジェクトは銀行の将来の重点をどこに置くかを検討する将来計画に関するものであった。膨大な資料の分析・検討を意欲的に行わなければならず，多忙ではあるが会社の

将来を担っているという誇らしさが強く，精神的負担感は少なかった。

　帰宅はいつも終電。朝5時に起床。睡眠時間は数時間。休日出勤も多いという毎日であった。こうした生活が2年続いた頃より，頭痛・めまいが出現し，次第に嘔気・嘔吐もみられるようになったが，業務の多忙さに追われ受診することはなかった。出勤途中に頭痛・めまいのため救急搬送されたことが契機となり，精査するも身体的な問題はみられなかった。

　神経内科からの依頼で精神科を受診した。精神科通院当初は，家族に半ば強制されるように受診していたが，多忙により通院が不定期となっていた。そのため，主治医から「リラックス法の指導を」との指示があり，自律訓練法を導入することとなった。「時間的余裕がない」との訴えがあったため，練習は出勤時電車の中と就寝時に行うように伝えた。

　指導開始後，1カ月後には頭痛・めまいは軽減，入眠時に仕事のことが気にならなくなった，疲れにくくなった感じがすると話すようになった。

　4カ月後には，「忙中閑ありですね。その言葉の意味がよくわかるようになりました。会議の前後や考えをまとめようとするときは，席を離れて練習するようにしています。頭痛がしてくる前の感覚がよくわかるようになった。忙しくて睡眠時間が短くなってきたなと思ったら，頭痛がする前に睡眠をとるように心がけるようになりました」と話すようになった。

　本事例は，症状と生活リズムとの関係に気づきリラクセーション法として自律訓練法を生活の中に取り入れて，症状をマネジメントするようになったケースである。

事例2：40代女性，パート勤務。パニック障害

　46歳の夫との2人暮らし。27歳時に結婚。同時にシステムエンジニアの職を辞し，専業主婦となった。35歳頃より動悸・呼吸切迫・手足のしびれを自覚するようになり近医内科を受診し，「内科的な問題はない。ストレス性ではないか」との診断にて精神安定剤の投与を受けていた。

　37歳頃から家に一人でいるのが不安に感じ周りに人がいるところにいた方がよいのではないかと考え，クリーニング店の受付として働くようになった。店内で一人になる時間や接客中に緊張感・不安感を自覚するようになり，次第に動悸・呼吸切迫症状が頻回に生じるようになってきた。また症状の強

度が増し，持続時間も長くなってきたため，39 歳時，大学病院精神科を受診し，パニック障害と診断され薬物療法が開始された。

パニック症状が頻回に出現し，昼夜を問わず救急外来を受診することが続いた。クリーニング店での仕事中にも症状が起きると，勤務中の夫に電話し「不安でたまらない。すぐに帰ってきて」と頻回に帰宅を要請することが続いた。このため，仕事を中断して帰宅する夫は，職場での評価が悪くなってきた。それを機に「仕事ができないのは困る。いい加減にしてくれ」と訴える夫と，「自分の辛さをわかってもらえない」と訴えるクライエントとの喧嘩も増えた。

主治医から「薬物療法中であるが，心理療法も」との指示により面接を開始するが，面接時の内容は，「いつどのような症状が出現するか，寄る辺のない不安でどれだけ心細く辛いか」といった症状とそれに伴う身体的・精神的苦痛を伝えることが中心であった。まずパニック症状の軽減を優先することとし，自律訓練法を導入した。

半年後には，症状の出現頻度・強度が減少し，夫への帰宅要請も少なくなってきた。しかし，週に 1 回程度決まって午後 5 時頃に症状が出現することがみられた。面接中にこの点を指摘すると「もうすぐ夫が帰ってくると考えると不安になるんです。夫が大嫌いで，帰宅した夫が自分の傍を通るだけで蕁麻疹が出る。生理的に嫌いなんです」と話していた。

本事例は，パニック症状が強い時期の面接場面では，症状への辛さを語ることが多かったが，パニック症状が軽快することで，自分が考えたり感じたりしていた思考・感情内容に冷静に向き合い，夫への陰性感情に気づくようになった。このクライエントは自律訓練法の導入により症状を軽減したことで，内面の感情の問題に気づき，解決の努力を進めていくことになった。本事例は，自律訓練法がカウンセリングへの導入部としてのとしての意味をもったケースである。

3　いつどのタイミングで指導を開始するか

健康者が健康状態の維持・向上を意図して自律訓練法に取り組む場合，アスリートがアーチェリー・ライフル・弓道などの種目で過緊張を統制し成績向上を目指す場合，学校教育の場で生徒の集中力を高めるために用いる場合

では，本人の希望があれば直ちに指導を開始してかまわない。

　自発的に指導を求めてくる場合でも，受診はしていないが病気不安が背景にある場合もある。この場合は，そのクライエントの不安が非現実的で過剰なものであるか否かの検討が必要である。家族が病気になり自分も病気になるのではという不安は了解できるが，そのような現実がない場合は，過剰な不安の可能性がある。開始前にアセスメントを行い適用の可否を検討することが必要である。

　著者は，心理臨床の場を長く病院臨床，主に精神科領域に置いてきた。それゆえ，ここでも心療内科・精神科を受診する人を念頭に稿を進めていく。

　これらの診療科を受診する者は，受診前に自分なりの解決努力を続けてきたが，それが十分な成果を上げなかったために受診につながったのである。

　精神科では，不安障害や身体表現性障害，感情障害など診断名はさまざまであるが，いずれも不安・緊張・恐怖，抑うつ感といった精神症状と随伴する動悸・呼吸切迫・めまい・血圧の変動・胃痛・嘔気・下痢・倦怠感・易疲労感・不眠といった身体症状を有している。

　これらの症状のために，電車・バスに乗れない，人前で過剰に緊張する，勉強や仕事に取り組めない，絶えず落ち着かない，感情が不安定，出勤できないなど，社会生活に支障をきたしている。つまりクライエントにとって症状は，日常生活への適応を妨げる越えがたい壁となる。このような症状・状態がある場合は，症状の軽減のために薬物療法を必要とすることが多い。薬物療法によって症状の緩和を図り，一定の成果が得られた時点で指導を開始することが望ましい。

　なぜなら，不安・緊張症状が強いクライエントは，自律訓練法の練習のために横になっていること自体に苦痛を感じることがあり，短時間練習で負担を減らしても「落ち着かない」「じっとしていられない」ということがある。また痛みがある場合や耳鳴り，のぼせなど不快な症状がある場合は，症状に関心が向かい練習に取り組むことができなくなることがある。

　このような身体的・精神的自覚症状が強いクライエントの場合は，自律訓練法の指導の前に薬物療法によって症状の緩和を図っておくことが，効果的な指導を行う条件となる。

　もちろん，薬物を用いず心理療法による援助のみでクライエントをサポー

トすることは可能である。ただし，クライエントのもつ症状の頻度・強度が強い場合は，症状によって日常生活に支障があり，また症状が出てきたらどうしようという不安が強く，安定した態度で心理療法に関わることが難しいことが多い。さらに，症状が強い状態が続くと，心身の疲憊した状態になり，精神的には自信喪失（自己効力感の低下，無力感）をもたらしやすい。したがって，こうした心身のダメージを可能な限り少なくしつつ精神的活動を高め，症状から自由さを獲得する方法として，薬物療法を検討する必要がある。

　薬物療法を併用することの必要性を考えるため，以下の事例を紹介する。

事例 3 ：20 代男性，会社員：営業職。パニック障害（重症）

　職場では与えられたノルマを軽々とこなす有能な職員と評価されていた。多忙な生活を送っていたある朝，起床しようとするとめまい・吐き気のため起床できず，3 日間出勤できなかった。その後，症状は消失していたが，半年後の朝，起床しようとしたとき，強いめまい，吐き気が出現し起床できなかった。その後，症状はさらに悪化し，起床しようとすると，めまい，動悸，吐き気，嘔吐が出現するようになった。湯船につかる，シャワーを浴びるなどの際にも湯が体に触れるだけで動悸がする，吐き気がするようになり，臥床がちの生活となり，出勤できず退職することとなった。また，起き上がる，食事する，トイレに行く，入浴する，会話をするなどでめまいが出現し，生活全般が著しく制限された状態となり入院に至った。

　この事例では，大きな問題なく日常生活行動を送ることができる条件を作ることが必要になる。このための援助が，薬物療法による症状のコントロールである。

事例 4 ：20 代女性，会社員：事務職。パニック障害

　3 年前から通勤電車で息苦しさを感じるようになった。混雑のせいだと考え，各駅停車で通勤するようになったが，息苦しさは変化がなく途中下車を繰り返すため通院を開始した。服薬しないで治療したいという本人の強い希望のために，自律訓練法を導入した。自律訓練法をおおむね習得し，不安段階表に従って実際の通勤練習を始めたが，予期不安が強く急行電車に乗って 5 分を超えると，「だめです。苦しくなります」と途中下車を繰り返

した。また，通勤練習中，起床時から胸苦しい感覚があり，いつもより緊張感が強かった時にパニック発作が出現。「やっぱり，私はだめです。もう電車が怖くて乗れません」と落ち込んでしまった。ここまでうまくいってきたこと，できることが増えていることを伝えても，「やっぱり，無理です。だめです」と2カ月引きこもり，通勤練習を回避するようになった。

　この事例に限らず，パニック障害のクライエントでは，パニック症状が出現せずに行動できたことが9回あっても，1回パニック症状が出ると，「やっぱりだめだった。私はもう電車に乗れない」というような，これまでの電車に乗ることができたという成果を全否定する考え方が出てきやすい。また睡眠障害のクライエントでも治療的援助によって入眠までの時間が短縮してきていても，時に寝つきが悪いことがあると「やっぱり，だめです。また眠れなくなったらどうしよう……」と不安を訴えることがある。クライエントは，否定的・悲観的思考が優位で，事態を客観的に評価することが難しくなっていることが多い。

　これらの事例では，薬物療法を併用し「症状をコントロール」し，できるだけ成功体験を増やし，失敗経験を減らす工夫を続ける方がクライエントの自信の回復（なんとか乗り越えられるだろうという認識。自己効力感の向上）を促し，援助を効率的・効果的に進めていくことにつながるのである。

　症状の頻度・強度によって薬物療法の要否を検討するが，薬物を併用した方がよいクライエントは以下のような状態があり，自律訓練の練習が円滑に進みにくい場合である。
　精神・身体症状が強いクライエントは，

①関心が苦痛体験に向かいやすい（否定的体験に過敏。否定的体験の過大評価）
②肯定的な変化に気づかず（肯定的体験に関心が向かいにくい。肯定的体験の過小評価）
③どのような経緯で症状形成に至っているか（経緯の客観的把握）
④どのような状況・感情状態下で症状が増悪，または改善するか（症状変動要因の観察・評価）

⑤症状に対してどのような対処が有効であったのか（対処法の選択と効果
　への評価）

⑥自分がさまざまな出来事をどう受け止め・評価する傾向があるか（思考
　様式）

について，客観的・合理的に評価することや適切に判断し対処する能力が
低下した状態になっている。

　クライエントが症状をマネジメントするには，心身の状況を客観的に観察
し，状況に見合う適切な対処行動を選択し，対処行動が効果的に機能したか
について客観的に評価ができる自己観察力・自己評価力が必要である。

　その条件を整えていくために症状コントロールを優先し，その援助法とし
て薬物療法が用いられる。

　このため身体・精神症状の強いクライエントへの心理学的援助は，精神医
学的援助によって一定の精神的身体的自覚症状の緩和が図られた上で行うこ
とが望ましいと考えている。

注

注6：自律訓練法を継続的に練習することによって，身体・精神症状の改善に大きく影響
　（表5，6）する。また，クライエントが練習を継続することで症状をコントロールでき
　るようになったという経験は，自己効力感を高め，思考様式の変化を促す効果も持って
　いる。

注7：ごく希に練習中に血圧の低下・呼吸切迫といったショック状態を呈するクライエン
　トがいる。また，練習中の副作用的な反応（めまいや嘔気といった不快な症状が繰り返
　される）がある場合は，練習の進め方を工夫するか練習を中止するかの判断を行う必要
　がある。

注8：著者は，これまでの約30年間で多くの指導経験があるが，ショック状態を呈した
　のは1例のみである。だが稀だが起こりうることを承知しておく必要はある。ショック
　状態に陥った場合は，練習を中断し，安静を保つことで回復する。ただし，回復するま
　での間は，適宜，血圧・脈拍を測定し経過を観察すべきである。

自律訓練法の導入の前に

　自律訓練法の指導者は，自律訓練法の持つ特徴を理解しておくことが必要である。また，クライエントに練習開始当初の困惑を減らしながら練習を継続してもらうために，指導開始前に，どのように練習に取り組むか，練習中にどのような反応が生じるか，について伝えることが重要となる。

　ここでは，変性意識状態，自律性解放現象，練習への取り組む心構え，練習によって生じる反応の特徴について取り上げる。

1　指導者が知っておくこと

1）変性意識状態（ASC：altered state of consciousness）

　自律訓練法の練習は，1日3回（朝，昼，夜）各回3回ずつ行うのが標準的な方法である。

　各回1回目より2回目・3回目と練習を繰り返すことで覚醒レベルが下がっていき，より深い変性意識状態となる。このことをモデルとして表示したのが図2である。

　自律訓練法は，意図的・操作的に筋弛緩状態（心身のリラックス状態）を作り出すことで意識状態の変容をもたらす。この意識の変容状態を変性意識状態（半覚醒状態）という。変性意識状態は，座禅の瞑想，ヨガ，コンサート中の興奮などによっても引き起こされる。この変性意識状態下で起こる主観的体験を斉藤[2]は以下のように述べている（表2）。

　自律訓練法の練習中に起こる変性意識状態での体験は，

　身体像の変容感・希薄感：自分がどこを向いて横になっているのかわからないような身体感覚の不確かさ

　外的世界との一体感：身体の輪郭が希薄化し，周りの世界との境界がはっきりせず，

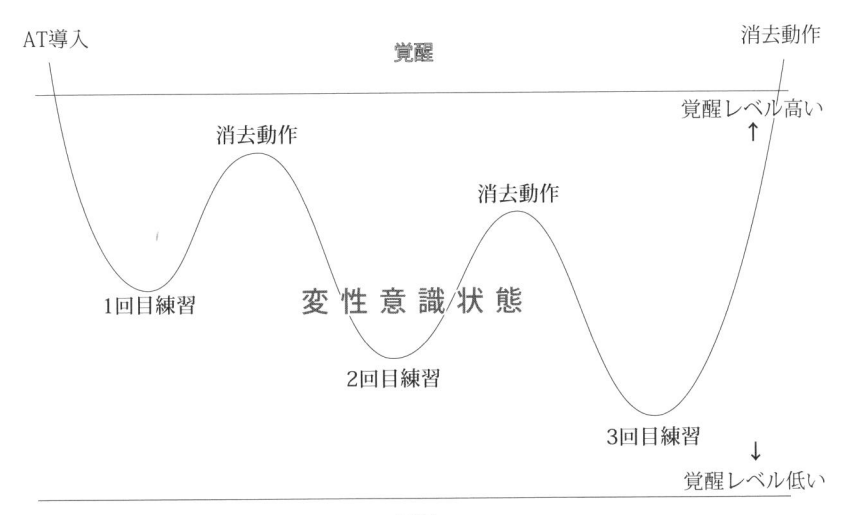

図2　練習回数による覚醒レベルの変化

表2　変性意識状態下におこる主観的体験

A	現実感覚の低減もしくは喪失	B	現実感覚の喪失から派生した特徴
1	空間感覚の喪失 空間的な位置，方向感覚が機能しなくなる	1	恍惚感 恍惚とした感覚
2	時間感覚の喪失 時間の持続，経過の観念がなくなる	2	注意集中 選択的であるが受動的な注意の状態
3	主観と客観の差の感覚の喪失 主客一如の一体感の体験	3	宇宙識 真理の深み，洞察，ひらめき，悟り，至高体験
4	言語感覚の喪失 筆舌に尽くしがたい，したくない感じ	4	受動性 偉大な存在による被動感，心身の弛緩
5	自己感覚の喪失 分離感，自己の消失，深い熱中，没我感	5	一時性 深遠な体験であるが，短時間しか持続しない

（斎藤稔正：変性意識状態と禅的体験の心理過程 2003）[2]

一体化した感覚

意識と身体の乖離感：身体から意識が抜けだし浮遊した感覚（身体から意識が離脱
　した感覚）

時間感覚の変容感：実際は短時間だが長時間経過していると感じる，長時間経過し
　ているがごく短時間と感じる

至福体験：心地よい体験（エクスタシー様体験）

　などがある。

　筆者は，離脱体験を報告した50代の女性クライエントに出会った。クラ
イエントは，母の介護疲労から腰痛が現われ，外来治療では症状の軽減が得
られなかったため入院することになった方である。入院直後から自律訓練法
の指導を開始した。練習開始3週目の記録に，「自分がベッドに横たわって
いるのが見えた」と記載があった。具体的にはどういう現象であったかを確
認すると，「自分が病室の窓辺の上の方にいて，横になって練習している姿
を見下ろしていたことに気がついた。びっくりして，あわてて身体に戻った。
こういうことがあってもよいですか？」と話した。「練習中に出現すること
がある現象です」と伝えると，以降，頻回に離脱体験を報告するようになった。
「近くの公園に花見に行ってもいいですか？」「自宅の様子を見に行ってもい
いですか？」と次第にベッドから離れる距離が大きくなり，「入院前にグリー
ンランド旅行の計画があったが，入院することになって中止になったんです。
どうしても行きたいと思っていたところなので行ってみたいんです」と話し
た。翌日，「とても素敵なところでしたよ」と報告した。これは，表2のA5
の分離感である。

　また，他の50代の女性は「いつも起こるわけではないけど，練習中に身
体がスパークするような感覚，まるでエクスタシーのようなとても心地よい
感覚になることがある」と話した。

　これらの離脱感覚・恍惚感の体験はごくまれに報告されるものだが，身体
像の変容感（腕がするすると伸びていく感じがある，真っ直ぐ横になってい
るのだが身体が右（または左）に曲がっている感じがした，など），希薄感
（身体の輪郭があいまいになる感覚），外的世界との一体感（身体の輪郭があ
いまいになりベッドの中に沈み込んでベッドと一体化した感じがする），時
間感覚の変容感（練習時間がとても長く，または短く感じる）などはよく報

告される現象である。

　自律訓練法下で生じる変性意識状態は，図2に示されるように各回の練習の1回目より2回目，2回目より3回目と回を増すごとに深化していく。

　また，自律訓練法の練習を2週，4週と継続することによって，より容易に変性意識状態に入りやすくなっていく。注9，10

　自律訓練法の練習中に起こるさまざまな心理的・身体的反応がある。これらは，特異的反応，非特異的反応，副作用的反応，症状改善反応，自律性解放現象である。

　特異的反応は，各公式と結びついたものであり，重感練習で筋弛緩状態が生じたり，温感練習で皮膚温の上昇がみられるなどの反応である。

　非特異的反応は，各公式と直接関連しない，練習中・練習後のゆったり感・すっきり感といった反応である。

　副作用的反応は，クライエントが持つ症状（頭痛，息苦しさなど）が練習中に一時的に出現する反応である。

　症状改善反応は，練習後にクライエントの持つ症状が消失する反応である。例えば，過呼吸症状を持つクライエントは症状が出現する前から軽い胸苦しさやモヤモヤ感を自覚していることがあるが，練習後にこうした症状が消失するといった現象である。

2）自律性解放現象（AD：autogenic discharge activity phenomenon）

　自律性解放現象は，先に挙げた特異的反応・非特異的反応などと異なる心理的・生理的反応である（表3）。練習中に，指やまぶた，腕や脚の筋肉がピクピク動く（攣縮），お腹が鳴る（腹鳴），涙が出る，イライラする，不安になる，練習と関係のないこと（仕事のこと，気になっていること，過去の出来事など）が頭に浮かぶ（いわゆる雑念が浮かぶ），過去に痛めた身体の部位（手首，足首など）がうずくように痛む，などの現象が現れる。これらの変性意識状態下で生じる心理的・生理的反応を自律性解放現象という。

　表3に挙げた現象は，自律訓練法の練習開始後の初期段階（第1公式，第2公式）で多くみられやすい。また，これらの現象は，多く出現するときとほとんど出現しないときがある。この現象は練習を進めていくうちに少なくなってくるが，再び活発に出現することもある。

　ルーテは，自律性解放現象を緊張によって脳に封じ込められていた種々の

表3　自律性解放現象の種類

運動的	腕・脚の筋肉や指のピクピクした動き，まぶたの痙攣，せき 泣く，笑う，呼吸変化，拍動変化，発汗，腹鳴など
感覚的	重・温感，冷感，しびれ，痛感，圧迫感，緊張感，硬直感 かゆみ，めまい感，窒息感，胃部不快感，空腹感，放尿感，ねむけ 回転感，浮遊感，沈降感，傾斜感，落下感，動揺感 人声・音楽が聞こえる，モヤモヤした影，顔の想起，色彩イメージの生起 不安感，恐怖感，緊張感，抑うつ感，孤独感，寂寥感，不安全感 爽快感，幸福感など

（佐々木雄二：自律訓練法の実際．1976）[3]

刺激が，自然に脳から解放される現象と理解し，自律性除反応を技法として確立している。

　表4は，ルーテの調査による心身症および神経症患者（N = 100）の第1公式練習中に出現した訓練徴候と自律性解放現象を示したものである。

　重感は89％の対象者にみられ，そのうち両腕の重感：86％，両脚の重感：78％である。

　第1公式練習中に温感を体感した者は77％にのぼり，そのうち両腕：59％，両脚：36％である。重・温感練習では，腕部の重・温感が体感しやすく，脚部は相対的に体感しにくい傾向がある。

　弛緩状態は，95％の対象者にみられるが，両腕：20％，両脚：19％，頭部：23％であり，頭部が腕・脚部より多いことは興味深い。しびれ感は，腕部：45％，脚部：48％にみられる。

　指導者は，指導に際して練習過程で出現する自律性解放現象のうちクライエントにとって不快感につながりやすい反応（継続練習の妨げになりうる，冷感，ひりひり感，感覚麻痺，緊張，痛感など）が，どの部位にどのような反応が起こりやすいかについてあらかじめ理解しておき，適切なアドバイスを加えながら指導を進めていくことが必要である。

　これらの不快感につながりうる反応も基本的には練習時間の短縮，場合によっては中断によって改善・解消できるものであり，不必要に過敏に反応する必要はない。ただし，潜在化していた身体疾患の顕在化である可能性もあり，そのことを念頭に置きながら対応する必要がある。

表4　第1公式練習下での訓練徴候と自律性解放現象

様相	全体の%(100)	頭(%)	上半身(%)	下半身(%)	両腕(%)	上腕(%)	前腕(%)	両手(%)	両脚(%)	上脚(%)	下脚(%)	両足(%)
重感	89	27	38	15	86	78	16	39	78	2	69	15
軽微感	14	-	4	4	12	-	-	-	6	-	-	-
温感	77	29	29	12	59	44	15	49	36	7	33	27
冷感	42	8	-	2	12	6	2	25	11	-	6	20
ひりひり感	19	6	2	-	5	2	1	8	5	-	1	1
膨張感	34	8	6	3	21	9	6	18	11	-	4	6
掻痒感	46	19	12	18	14	6	6	17	15	4	8	16
しびれ感	84	26	15	22	45	27	7	72	48	7	30	39
感覚麻痺	63	11	5	5	45	27	11	39	29	2	18	14
脈動その他	65	33	20	17	34	25	5	25	30	3	23	12
電気流通感	26	10	7	6	9	5	2	9	9	3	6	5
剥離感	28	4	3	2	15	6	2	5	11	1	8	3
圧感	46	21	16	13	10	3	2	11	9	1	4	5
ふるえ	29	6	9	9	15	5	2	5	10	2	7	7
移動感	32	9	6	2	11	4	1	5	11	-	6	4
弛緩	95	23	17	13	20	17	1	2	19	4	15	2
緊張	63	26	28	19	23	14	2	6	28	7	15	4
麻痺強直	24	6	5	4	14	8	2	7	7	1	6	3
筋攣縮	75	34	36	30	49	27	5	40	54	14	34	33
不随意運動	32	8	3	-	10	4	3	12	12	1	6	7
痛感	73	23	52	37	46	16	4	24	36	12	18	23
身体像の変化	19											
発汗	13											
呼吸が楽になる	30											
呼吸高進・困難	21											

（ルーテ：自律訓練法Ⅰ．誠信書房，1971）[4]

3）改善しやすい症状（学生による自覚症状変化の報告）

　以下の内容は，自律訓練法に参加した学生に「練習を経験して変化を感じた内容があれば書きなさい」と指示して練習前後の自己観察報告をまとめたものである。

　男子学生 25 名の練習後の自覚症状の変化についての報告は，表 5 に示した通りである。

　同様に女子学生 35 名の練習後の自覚症状の変化についての報告は，表 6 に示した通りである。

　男子学生，女子学生ともに最も改善報告が多かったのは睡眠状態である。男子学生の 25 名中 24 名（96％），女子学生の 35 名中 32 名（91.4％）が，寝つきがよくなった，熟眠感が得られるようになった，スッキリ起床できるなどの報告があった。栄養補給と睡眠（休息）は人間活動の根本を支えるものである。睡眠が改善することは，過緊張の影響を受けて出現しやすい頭痛や肩こり，めまいなどの自律神経症状をも改善する。また安定した休養が得られることは精神的にも安定傾向を高めていくのである。

2　導入前に伝えておくこと

1）症状の発生メカニズムについて

　精神的ストレスによって出現した症状がある場合は，その症状の発生メカニズムと症状の増悪や軽減に影響する要因について説明し，クライエントに自らの症状や状態について理解を促しておく。

　たとえば，不安・緊張に伴う動悸，めまい，冷汗，手足の振るえ，声の震え，胃痛などがある場合は，自律神経（交感神経）の興奮状態であること，自律神経の働きが安定すると症状が軽減すること，自律神経系の機能の安定を図る方法として自律訓練法があることを伝えておく。

　クライエントが症状形成のメカニズムや対処法として自律訓練法があることを知っていることは，練習に取り組む意欲を高めることになる。

　症状形成のメカニズムについては，導入後も適宜説明することが望ましい。導入前の説明段階ではクライエントは，それを知的に理解するが，導入後は体感的に理解するようになり，理解度が深まるからである。

2）自分の力で症状・状態をコントロールする方法（自己統制法）であるこ

表5　男子学生の改善報告

			継続練習による効果の内容
身体的側面	睡眠（24）	睡眠全般（5）	不眠の改善（2），睡眠の改善，睡眠不足の解消，安眠を招く
		入眠（9）	寝つきがよくなった（8），緩やかな睡眠導入
		覚醒（6）	朝スッキリ起きられる（5），次の日，起き辛いことが軽減された
		熟眠感（4）	睡眠が深くなった（2），睡眠の質が高まった（2）
	消化器（5）		胃もたれの改善，胃腸の調子を崩すことが少なくなった，排泄の改善，便通がよくなった，腹痛が減少した
	循環器（1）		高血圧が改善された
	呼吸器（1）		喘息の改善
	その他（3）		体調がよくなった，肌質の改善，頭痛の緩和
精神的側面	感情（17）	安定感（17）	精神的に平静を保ちやすくなった（5），イライラや抑うつ感から開放された（3），心にゆとりが生まれた（2）
			効率的に落ち着くことができる，不安や悩みを意識しなくなった
	ストレス（4）	ストレス低下（2）	精神的ストレスの解消，心的ストレスから開放された
		ストレス耐性（2）	ストレス耐性の向上，上手にストレスと向き合うことができるようになった
	緊張（3）	緊張緩和（3）	あがり症の緩和，緊張の緩和，緊張しても頭が真っ白にならなくなった
	思考・意識（5）	思考（3）	物事をポジティブに捉えることができる（2），上手くいかなければ次でいいという柔軟性が持てる
		意識（2）	体のリズムを意識するようになった，緊張に対する意識の変化
	集中力（3）	集中力向上	集中力があがる（2），講義に集中できるようになった
	リラックス感（1）	リラックス力向上	リラックスに対する意識の改善
	その他（3）		頭の切り替えができるようになった，無力感に襲われることが少なくなった，メンタルマネジメントが上手になった
行動的側面	日常行動（4）		生活リズムの改善（2），過食が減った，講義にしっかり出席するようになった
	パフォーマンス（1）		作業能率が上がった
	その他（1）		人前で話すことの自信につながった

表6　女子学生の改善報告

			継続練習による効果の内容
身体的側面	睡眠（32）	睡眠全般（4）	不眠の改善（2），寝不足の解消，睡眠のリズムが崩れにくくなった
		入眠（13）	寝つきがよくなった（11），自然と眠りにつくことができた（2）
		覚醒（8）	寝起きが良くなった（3），心地のよい目覚めをする（3），中途覚醒がなくなった，低血圧による目覚めの悪さが改善された
		熟眠感（7）	夜ぐっすり眠れるようになった（5），睡眠の質が向上した，短い睡眠でも体や頭がすっきりした状態になる
	循環器（6）		冷え症の改善（4），手足の冷えの解消（2）
	筋・骨格（6）		肩こりの緩和（2），右肩の痛みがなくなった，肩の痛みが減少した，腰痛の緩和，身体のこりの改善
	疲労感（4）		疲労が少なくなった（2），疲れが翌日に残りにくくなる，全身の疲労がなくなった
	消化器（4）		食欲不振の解消，胃腸炎になりにくくなった，便通がよくなった
	神経（4）		緊張やストレスによる頭痛の緩和，頭痛の緩和
	眼科（3）		目の疲れの改善
	生殖器（3）		生理痛の改善，生理痛が和らいだ，生理痛がなくなった
	皮膚（2）		にきびの改善，肌荒れが改善した
精神的側面	感情（18）	安定感（18）	精神的に安定した，気持ちが大きくゆとりが持てるようになった，落ち着きが出るようになった，イライラ感の減少，表情が和らぐなど
	思考・意識（4）	思考（3）	心が前向きでポジティブになれた，自信が持てるようになった，悲観的主観から楽観的主観への移行
		意識（1）	心身の健康がリンクしているという実感，気持ちを切り替えられるようになった
	リラックス（4）	リラックス力向上	リラックスが上手にできるようになる（4）
	集中力（3）	集中力向上	集中力の向上（2），集中することが出来た，リラックスすることで集中して試合に臨めるようになった
	緊張（3）	緊張緩和	緊張が緩和された（3）
	ストレス（2）	ストレス低下	ストレスの改善，ストレスの解消
	その他（2）		セルフマネジメントができるようになった，悩みの減少
行動的側面	パフォーマンス（6）		物事の成功率が高くなった（2），物事が好転することが多くなった（2），学習効率の向上，気持ちを落ち着け緊張をほぐすことでパフォーマンス力があがった
	日常行動（3）		生活リズムが整った，落ち着いた対応ができるようになった，ケンカが減った
	その他（1）		人前で話すのが苦にならなくなった

とについて

　自律訓練法は，当初は，公式の暗唱の仕方（テンポやリズム），練習中に起こる現象の理解と対処法について，指導者の援助を得ながら練習を開始する。だが，継続して練習するのはクライエント自身である。そして，自律訓練法によって得られる効果は，クライエント自身が継続練習によって獲得したものである。つまり，クライエントは，練習を継続しようとする自らの意思と努力によって症状や状態をコントロールするのである。そのため継続的な練習の必要性を伝えておくことは，重要なポイントのひとつである。

3）自律訓練法を用いるメリットについて

　継続練習は，「心身の休息」を促し，「恒常性維持機能の活性化」をもたらし，「自律神経機能を鎮静化」することである。指導者はクライエントに「身体・精神症状の緩和」に至る治癒メカニズム，先にあげた自律訓練法のメリット（p.26）を十分に説明して，継続練習への動機づけを高めることになる。

3　練習する際の心得について

1）目的意識をもつ（取り組む意欲を高める）

　自律訓練法は，ストレスマネジメント法として有効な方法だが，その効果を得るには，少なくとも2週程度の継続練習が必要である。

　自律訓練法は，効果がすぐ目に見える形で現れないため，

①継続練習によって心身の状態を統制する方法であるという特性を知っていること
②なぜ練習するか（動機）について明確に自覚していること
③目的意識を持って取り組むこと

を理解しながら進めないと練習に飽きてしまうことになりやすい。

　健常者でも，受診するほどではないが，肩こり・めまい・頭痛・胃痛・便秘・生理痛・入眠困難・過眠・不安や緊張しやすさなど軽度の自覚症状を持っていることがある。このよう少し困っている症状を標的症状として改善を意図することで，継続練習への意欲を高めることができる。

　また，症状の頻度・強度が強いクライエントは，症状を改善したいとの意欲や期待が強いため継続練習への高い意欲をもちやすい。しかし，練習への強い意欲や高い期待は，自律訓練法のもっとも重要な態度（受動的注意集中）

を損ないやすいので，指導者はこの点を十分に留意し，適宜アドバイスすることが必要である。注11

2）受動的態度を保つ

　公式（セリフ）を暗唱するときに最も大切なことは，ゆったりと公式（例えば，「右腕が重い」）を繰り返しながら，右腕に起こっている変化にさりげなく注意を向けること（受動的注意集中）である。このさりげなさは，自律訓練法を習得していく上での基本的な態度である。注12

　最初は重感練習であるが，「右腕が重い」という公式と暗唱する前に，姿勢を整えてゆったり呼吸し，意識的に筋肉を弛緩させリラックスした状態を作っているので，すでに「重く感じる」状態はできている。この筋肉が弛緩した状態（それを「重い」という言葉で表現している）になっていることに気づくだけである。

　腕や脚にさりげなく関心を向けていると，体を包んでいる服の生地の感触，指先のジンジンする感覚，身体が脈打つような感覚など，日常生活では自覚することがない些細な皮膚感覚（身体感覚）に気づく。その感覚を味わいながら公式（セリフ）を暗唱していく。

　「重くしよう」「重くならなければ」と無理に頑張ったり意識しすぎる（能動的注意集中）と，リラックスするという意図に反して知らず知らずのうちに力が入り，逆に緊張してしまうことになる。自分にゆったり過ごす時間を作っているという位のつもりで，練習を続けることが肝要である。注13

3）完全さを求めない

　自律訓練法は，さまざまな症状の改善に有効な方法である。クライエントが自律訓練法に取り組む契機は，何らかの身体・精神的な自覚症状に困惑していたり，病気予防・健康維持を強く意識することにある。そのため，自律訓練法を早くマスターし，症状から自由になりたいと過度に熱心に練習に取り組むことになりやすい。

　過度の熱心さは，

①取り組み姿勢へのこだわり：例えば，「朝・昼・晩と1日3回練習しないと練習の意味がない」「1セッション3回練習できずに眠ってしまうことがあるから成

果が上がらない」「練習以外のことが頭に浮かんではいけない。練習に集中でき
ていない現われだ」「集中して練習しなければいけない」「練習中途で眠ってしま
うから練習の成果が上がらない」「公式通りに練習しなければ効果がなくなって
しまう」など。

②体感的現象へのこだわり：例えば，「はっきりと重く感じなければ練習の意味が
ない」「この程度では十分ではない」「指導されたとおりの体感が得られないから
ダメ」「右腕と左腕の重さや温かさに差があるから効果が得られないのではない
か」「体感できるときと体感できないとき（日）があるから効果が出にくいのだ」
といった考えをもたらすことになる。注14

　この場合は，緊張感や失敗感をもちながら練習を続けることになり，練習
はリラックス体験というより，緊張体験になりがちである。結果として，リ
ラックス感を得にくくなってしまうことになる。

4）ゆっくり習熟していく

　自律訓練法に取り組む契機は，何らかの身体・精神的な自覚症状があるた
めであることが多い。自律訓練法は，「適応と禁忌」の項に述べたようにさ
まざまな症状の改善に有効性が高く，継続練習によって自律神経機能の調整
を図り，症状の出現頻度や強度を軽減していく方法である。早く症状を軽減
したいと焦ってしまうと，能動的な構えになったり，完全さを求めることに
なりやすい。ゆったりと習熟を目指すよう伝えておく。注15

5）小さな変化も肯定的に受け止める

　練習を繰り返していくうちに，重・温感を体感することができるようにな
るが，練習開始当初は変化を感じないことがある。そのため少しでも変化を
感じたら，それを肯定的に評価する。重感については，先に述べたような感
覚が少しでもわかればよい。

　第1公式（重感練習）の最中に「はっきりと重く感じなければ練習の意味
がない」「まだ少ししか感じない」と体感している変化を否定的に評価せず，
「少しは重さを感じることができるようになった」と肯定的に認める。重感
練習をしているときに，「指先が温かく感じる」こともある。練習開始前と
練習中の腕の感覚に何らかの差を体感できれば練習がうまく進んでいると理
解してよいことを伝える。注16, 17

6）症状がないとき，または弱いときに練習する

　自律訓練法は，脳幹部の休息を通して自律神経機能の調整を行い，症状が出にくい心身の状態を作る，また症状が出現してもその頻度や強度を軽減する方法として用いられる。

　症状が強く現れているときは，自律神経は交感神経優位な状態にあり，自律訓練法によって作り出したい副交感神経優位な状態を作ることは難しい。結果としてリラックスした状態を作ることができず，「自律訓練法は症状に効果がないのではないか」と技法への信頼感を失ったり，「いろいろ試してきたがこの方法でもダメか」と無力感を感じてしまうことになりやすい。したがって症状が強い時には，練習をしないよう伝えておくことが望ましい。注18, 19

7）補助イメージを活用する

　自律訓練法の練習をイメージ的に表現するなら，「野原で横たわって日向ぼっこ。そよ風，草の香り，温かい日差しを感じながらぼんやりと時を過ごしていている，ボーっと眠くなる。また気がついたら眠っていた」「プールで力を抜いて，ただ波に身をゆだね揺られながら浮かんでいる」というような内容で伝えたほうがわかりやすいようである。

　そこでは，ただ陽射しの暖かさや草の香りを感じながら横たわっているだけだし，波に揺られながら漂っているだけである。そうした「力を抜いて自分の呼吸を感じつつ，波の揺らぎに身をゆだねて，ゆったりとたゆたう時間を作る」ことであり，「その時の自分の心身の状態をさりげなく感じとる」ことである。

　長閑（のどか）でゆったりしたいい気持ちだった体験を思い浮かべるという補助イメージを用いた方が実感しやすい人もいる。注20, 21

4　練習中はどのような体感的変化に気づくか

1）さまざまな心理的・生理的反応が現れる

　練習していると，さまざまな心理的・生理的反応が起こってくる。これを自律性解放現象（p.42，表3）という。例えば，指やまぶた，腕や脚の筋肉がピクピク動く（攣縮），お腹が鳴る（腹鳴），涙が出る，イライラする，不安になる，練習と関係のないこと（仕事のこと，気になっていること，過去

の出来事など）が頭に浮かぶ（いわゆる雑念が浮かぶ），などの現象である。

　練習内容と関係のない内容が浮かんでくると，気が散って練習が邪魔されるため，無理に振り払おうとするが，そうするとますます気になりイライラしてくることもある。

　この現象が現れても，練習と関連のないイメージや考えを浮かぶにまかせて，ただ公式を繰り返していくようにすることで，次第に気にならなくなってくる。ただし，浮かぶにまかせていても，落ち着かない気持ちになる，不安感が強くなる，イライラ感が強くなる場合は，消去動作を行い，練習を中断する。しばらく時間を置いた後で再度練習を開始する。もしくは，その回は中断し終了とする。注22, 23, 24

２）どのような状態になればうまく練習ができているのか

　練習は，重感練習から始まる。「重さ」の感じ方としては，「重い」「だるい」「指先の輪郭がハッキリしない感じ（膨張するような感じ）」「指先がしびれるような感じ」「腕が布団（砂）に沈み込んでいくような感じがする」「右腕が重いと言っている時に体が右に傾くような感じがする」「頭がボーっとする」「眠くなる」「消去動作をしようとする時に動きたくないと感じる」などさまざまに表現される。

　とくに就寝前の練習では，公式（セリフ）を繰り返しているうちに「頭がボーっとする」「セリフをどこまで言ったか，何回言ったかわからなくなる」「眠くなる」「気づいたら眠ってしまっていた」という現象がみられるが，これらは十分にリラックス状態にあることを示している。

３）重・温感の体感には個人差や左右差がある

　身体感覚の変化の大きさや感じ方には個人差がある。あるクライエントは，初回指導時の１回目の練習時から「腕がベッドにへばりつく感じがする」「金縛りのような感じになる」と筋肉の弛緩した感覚をはっきりと，また強く自覚したと報告する。またあるクライエントは「全く何も感じません」と報告する。

　「重さ」の感じ方としては，「重い」「だるい」「指先の輪郭がハッキリしなくなる」「指先がしびれるような感じ」「布団に腕が沈み込んでいくような感じがする」「右腕が重いと言っているときに体が右に傾くような感じがする」

「頭がボーっとする」「眠くなる」「消去動作をしようとするときに動きたくないなあと感じる」などさまざまに表現される。

　どのような体感が正しいというものではない。自分には重さの方が実感しやすい，眠くなる感じの方が実感しやすい，など自分なりの反応がわかれば十分である。また，変化をハッキリ実感できるという人，なんとなくそうかも……とかすかに体感する程度という人もいる。

　また，体感的な変化は利き側の方が大きく（利き側＞非利き側：右利きの人は右腕の方が感じやすい），上半身の方が大きい（上半身（腕）＞下半身（脚））のはよく見られる現象である。全身が同じ程度の重さや温かさを感じなくてもかまわないことを伝えておく。注25, 26, 27

4) 体感する内容や程度は変化する

　重さや温かさ，安静感といった身体および精神的な感覚の体感の程度は，その日の睡眠状態，体調の不良（疲労，発熱，痛み，生理痛など）などの身体的条件，またイライラ感や不安感があるといった精神的条件によっても影響を受ける。「昨日は重く感じたが，今日は温かさを感じた」「昨日より今日ははっきり体感できた」「今日は何回繰り返しても何も感じない。むしろイライラしてしまう」というように，体感する内容や強さが変化することや体感できないこともある。指導者は「ぴんとこないときもある」ことを伝え，その日の状態を受け入れるよう促す。

5　練習開始当初の困惑を解消する

　練習開始当初は，クライエントが毎日こつこつ練習を繰り返していても，重・温感を体感できずに困惑することがある。精神症状（不安感・緊張感・イライラ感など）や身体症状（頭痛・めまい・動悸・肩こりなど）がある場合は，クライエントが自らの症状にとらわれていたり（リラックスしている自分の心身の状態に関心が向かわない），早く症状を軽減したいと力んでいたりする（練習の心構えの問題）ため，リラックス感が得られないことが多い。「何も感じないこともよくある」「練習による体感的変化の有無に関わらず，淡々と練習を続けていくよう」伝えておく。

6　練習を開始する上での基本事項

　自律訓練法は習熟すると，いつでもどこでも練習することができる。だが練習開始当初は，以下のようなリラックスしやすい環境を整える方が練習を効果的に進めやすい。

　練習環境を整える際の留意点は，以下のようである。

1）外部環境の調整
①場所

　外界からの刺激が少なく，くつろげる場所を選ぶ（騒音が少ない，寒暖が過度でない）。広すぎず狭すぎない部屋，練習に慣れてくると多少の騒音は気にならないが，練習開始当初はできるだけ，そばに電話やTVがない，人の出入りが少ない，また屋外の騒音が入りにくい，静かな部屋を選ぶ。

　電話やTVのある部屋で練習する場合は，電話の呼出音を消す，TVは消しておく。

②照明

　照明はやや薄暗い方が望ましい。真っ暗にした方が良いという人，補助灯がついている方が良いという人がいる。いずれでも自分が落ち着いて心地よいと感じるようであればかまわない。補助灯は点いていても目を閉じていて落ちつける程度の明るさにしておく。

③掛物

　練習は，掛物をしないのが基本である。ただし，秋・冬など気温が低い時期は，エアコンなどで適温にした部屋か，寒さを感じないように薄手の掛物（タオルケット，毛布など）を用意して練習する。

　また，女性は，掛物がないと抵抗感や落ち着かなさを感じることがある。掛物を利用した方が落ち着いた気持ちになれるなら，掛物を利用してもよい。

④圧迫するもの

　心身の緊張のもとになるものを取り除く（眠るときと同じ状態にする）。身体を圧迫するもの（時計，眼鏡，ネックレスなど）をはずす。ネクタイやベルトなどは弛める。髪を束ねているときはほどいておく。注28

⑤音楽の利用

　BGMを用いる時は，テンポの緩やかな音楽，音量を抑える，歌声が入っ

ていない，などの方が望ましい。リラクセーション音楽などを使用してもよい。

　⑥目を閉じる

　１）場所の選択，２）照明の調整，３）掛物，４）圧迫感の排除などは，皮膚刺激・聴覚刺激といった外部刺激の統制を意図した操作である。閉眼するのは，視覚刺激を統制するためである。注29．30

　⑦余裕のある時間に

　時間に余裕があるときに練習する。洗濯，掃除，買い物などの用事は，できるだけそれらを先に済ませておく。練習直後に外出の予定があるときは，外出時間が気になる，練習以外のことが頭に浮かぶなど，練習の妨げになりやすい。

２）内部環境の調整

　①食事との関連

　空腹や満腹感は，その状態に関心が向かいやすくなる。空腹や満腹感が強い時には，練習時間をずらし，その条件が解消した後に練習する。

　②トイレとの関係

　尿意や便意は，その状態に関心が向かいやすく，落ち着かなくなることがある。

　尿意や便意がある時は，先に済ませておく。

　また，練習中は副交感神経が優位になり，膀胱活動や腸の蠕動運動が活性化するため尿意や便意をもよおすこともある。

　③感情的な安定

　感情的に安定した状態にある時に練習する。イライラ感や不安感がある時に練習すると，落ち着かず練習自体を苦痛に感じたり，イライラ感や不安感が強まることがある。この場合は，練習時間をずらし，感情的に落ち着いてから練習するか，その回の練習を中止する。

　④発熱・痛みなど身体的問題がない

　身体的不調があるときは練習を休む。身体的不調がある時に練習をすると，練習よりも頭痛や腹痛など不調の症状に関心が向かいやすい。また，練習に伴う体感的変化を感じないことも多く，練習を効果的に進めることができなくなる。「風邪をひいた」「捻挫してしまった」「腹痛・頭痛がある」「生理痛

がある」などの場合は，気になる症状や状態が改善した後に再開することが望ましい。注31

3）いつ，どの程度練習するか

①練習回数

原則として，朝・昼・夜の3回，それぞれ3回ずつ練習する。注32, 33

勤務や生活上の制約のために昼間に練習時間を用意できない場合は，昼の分を夕方に練習するなど，練習可能な時間帯に行ってよい。また午後に時間を作りにくいときには，午前中に昼の分の練習をすることもある。朝・昼・夜と3回練習するが，練習時間は一定の間隔を空ける必要はない。

②布団にいる時間に練習する

朝は目が覚めたとき，夜は全ての用事を終え，眠るとき布団の中で練習する。その方が練習時間を作らなければという精神的な負担感を少なくできる。注34

③1日の練習時間

1日3回，各回5〜15分程度練習する。注35

週1回，30分〜60分間練習するというような間欠的な長時間練習より，短い時間（数分〜10数分）でも毎日続けるようにする方が練習成果をあげやすい。

④各公式の練習期間

各公式の練習ステップ（p.78）を最低1週間続けて練習する。練習中の公式，例えば，重・温感公式の成就の水準を評価しながらステップを上げていくのが基本である。クライエントが重・温感などの体感的な変化を感じとるまで続けるより，感じなくても1〜2週続けたらステップを上げるようにする方が，クライエントの練習意欲を保ちやすい。注36

7　練習姿勢の選択

自律訓練法の基本姿勢は，単純椅子姿勢，安楽椅子姿勢，仰臥姿勢がある。最もリラックスしやすいのは仰臥姿勢である。したがって，仰臥姿勢から練習を開始し，筋弛緩を体感できるようになってから安楽椅子・単純椅子姿勢へ移行していく方が，リラックス感を得やすい。注37, 38

8　練習時間の選択

　1回の練習時間の長さは，シュルツの原法では60秒以内とされている。これは練習時間が長くなると，受動的注意集中が難しくなるということによるものである。身体表現性障害の治療やストレスマネジメント法として行う場合は，1回の練習時間を5分〜15分程度行うことが望ましい。

　精神疾患があり，不安・緊張感が強い場合は，練習開始当初は，シュルツの原法に準じて短時間の練習を行い，不安・緊張症状が軽減してきたら3〜5分の練習時間に移行することもある。

　練習時間を長くとることが可能である場合は，1回の練習時間を30分〜60分とすることもあるが，こうした長時間練習を行うケースはまれである。
注39，40，41

9　練習記録はなぜ必要か

　練習を行った時には，各回にみられた身体・精神的反応を練習記録用紙に記載を求める。記録すること，確認することの意味は，以下の通りである。練習記録用紙は著者らのホームページ（詳細巻末）からダウンロードできる。

1）クライエントにとっての意味
①体感内容を再認識する
　練習中の体感内容を記載しておくことで，自分にはどのような感覚が体感できれば効果的な練習ができているのかを理解することができる。
②体感内容の変動要因を確認する
　重・温感など練習内容を体感できる時と体感できない時の外的要因（忙しい，感情が動揺する出来事があった，気温・気圧変動など）・内的要因（不安・緊張感が強い，落ち込んでいる，身体的不調があるなど）の関連に気づきやすくなる。
③症状の出現頻度・強度との関連を自覚する
　このことを通して身体・精神的反応の出現頻度や強度といった自覚症状のあり方とその変化を自覚する契機となる。
④副作用的反応への対処
　練習中に出現する不快な副作用反応も気づき，指導者に伝えることができ

る。必要に応じてその反応について相談する情報となる。

2）指導者にとっての意味

①練習が効果的に進んでいるかを確認する

記載内容から練習が効果的に進んでいるか否かを把握する。

②身体的・精神的症状の変化要因を把握する

どのような条件がある時に，身体・精神的反応が変化するか（クライエントの対人関係・学校・職場・家庭など生活状況の変化と自覚症状との関連で）を把握する。

③カウンセリング的介入の要否を検討する

記載内容を糸口としてより具体的な情報を得て，カウンセリング的な介入が必要か否かを検討する契機とする。

④副作用的反応への対処

練習中に副作用的な反応があれば，練習法の修正の要否を検討する。

練習時間（短時間とするか），練習姿勢（仰臥姿勢から単純椅子姿勢へ変更するか），公式の修正（減弱公式とするか：「かすかに重い」「ほのかに（ほんのり）暖かい」など），公式の除外（特定の公式を練習内容から外すか），自律訓練法の中止（練習自体を中止するか），を検討する。

10　生理・心理データの収集

クライエントは練習前後の心理的・体感的変化について，「気分がすっきりした感じがする」「リラックスした感じ」「不安感が和らいだ」「腕が床に押しつけられる感じがする」などと報告する。筋弛緩状態に伴って重・温感やリラックス感を体感することができるが，これらの体感的自覚が自律神経機能の安定，すなわち血圧や脈拍の平準化を伴っているのか，主観的な変化にとどまっているのかを検討する必要がある。

心理検査（STAI，CES-D，GHQ など）の実施は，クライエントの「スッキリした感じがする」「緊張や不安が和らいだ感じがする」などの主観的・感覚的な評価を数値データとして評価するためである。

生理データの収集は，生理的側面での変化を確認して練習が効果的に行われているか，リスクの有無を評価するためである。

生理・心理データを経時的に測定し，クライエントに結果をフィードバッ

表7　日本人間ドック学会診断基準

		基準（mmHg）
血圧	収縮期	88 〜 147
	拡張期	51 〜 94

（日本人間ドック学会・健康保険組合連合会，検査基準
値および有用性に関する調査研究小委員会2014）[5]

クすることは，継続練習への意欲を高めることにつなげていくことができる。
　医師・看護師・保健師・臨床検査技師などのメディカルスタッフでなくても
比較的測定しやすいのは，血圧・脈拍である。血圧・脈拍は，デジタル表示の
血圧計を用意し，基本的な測定法を承知していれば容易に測定することができ
る。また，血圧・脈拍の測定機器は，比較的安価に入手することができる。
　例えばクライエントの主観的な評価は肯定的であるが，生理指標に肯定的
な変化がみられない場合のように主観評価と客観評価が一致しない場合は，
自覚症状が改善しても再燃することがある。こうした主観評価と客観評価の
ズレの有無を把握しておくことは，症状の変化の展開を予想しておき適切な
指導を行うことにつながるのである。[注42, 43]

1）血圧計による測定

　血圧・脈拍は，練習開始前，1回目の練習後，2回目の練習後，3回目の
練習後にそれぞれ測定し，記録する。練習開始前，1回目，2回目，3回目
の練習後の測定で，血圧・脈拍は安定するか（練習開始前に血圧が高ければ
下がってくるか，低ければ上昇してくるか）を確認する。練習開始当初か
ら最高血圧が100を下回っている，または練習後に100を下回る場合は，
ショック状態の出現に留意する必要がある。また，これらの場合は消去動作
を多めにするよう伝えることも重要である。[注44, 45, 46]

2）サーモグラフィによる測定

　図3は，サーモグラフィに見られた練習前後の手背部皮膚温の記録である。
図は4分割画面で表示されている。練習1回目・2回目・3回目の皮膚温測
定は，いずれも消去動作前である。図左上は練習開始前の手背部皮膚温の状
態，図左下は1回目の練習後，図右上は2回目の練習後，図右下は3回目の

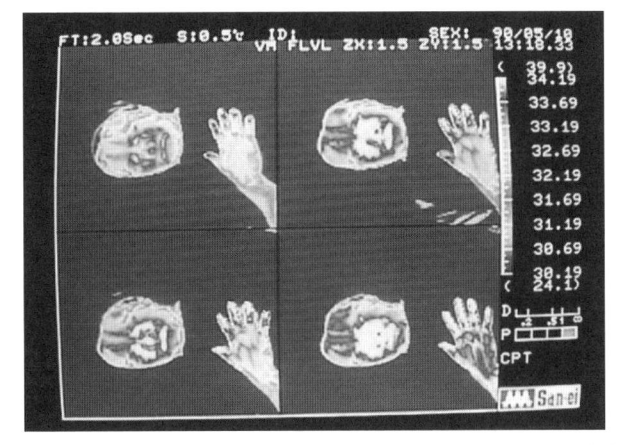

図3　サーモグラフィ検査の結果（中島節夫：各種治療法の実際－自律訓練法．治療，71，1989）[6]（カバー袖，カラー図あり）

練習後の皮膚温の状態を示している。

　練習開始前は，指先にやや赤みがある程度である。1回目の練習後は，指先が白色化しており，皮膚温上昇し甲部に広がりを見せている。2回目は，1回目よりも指先の白色化が強まると同時に甲部の赤みが増している。3回目は指先全体が白色化し，甲部も白色化した範囲が拡大している。すなわち練習回を増すごとに手指の皮膚温の上昇が大きくなることが示されている。

　自律神経機能については表1（p.17）にまとめた。自律神経系の副交感神経機能が優位となると，末梢血管は拡張し，末梢の血流量が増加し，皮膚温が上昇することを示している。すなわち，手背部の皮膚温の上昇は，1セッションの中で練習回を増すにつれて副交感神経の活動が優位になり，末梢の血流量が増加したこと，その結果として手背部皮膚温が上昇したことを意味している。[注47, 48, 49, 50]

　自律訓練法の指導中に，クライエントは練習による変化を「何となくリラックスした気持ち，すっきりした気分になった」という感覚的な表現で報告するが，自律訓練法はこうした感覚的な変化にとどまらず，自律神経の交感神経・副交感神経のバランス調整を通して手指の皮膚温が変化するといった生理的な変化をもたらす方法である。

　練習前後のサーモグラフィによる測定は，皮膚温の変化を客観的に確認する方法である。そして，クライエントに練習による効果を視覚化して伝える

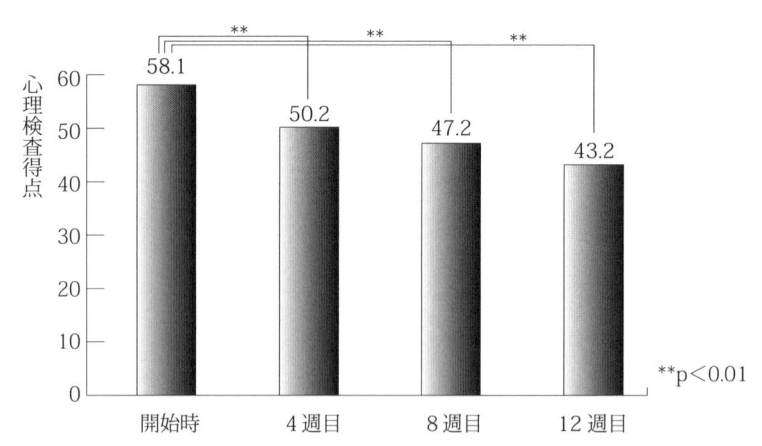

図4　状態・特性不安検査（特性不安）と自律訓練法（福山嘉綱・中島節夫：介護領域における自律訓練法の適用と効果. 現代のエスプリ，369，2000）[7]

ことができる方法でもある。

3）心理検査による測定

　自律訓練法の心理的安定効果については種々の報告がある。一例として状態・特性不安検査（STAI：State-Trait Anxiety Inventory），うつ病自己評価尺度（CES-D：The Center for Epidemiologic Studies Depression Scale），一般自己効力感尺度（GSES：General Self-Efficacy Scale）による練習前後の変化について示す。

　ここで取り上げた対象者は，パーキンソン病・脊髄小脳変性症・後縦靭帯硬化症などの慢性神経疾患で療養中の患者の介護を支えている主介護者（男性5名，女性27名）で，主治医から介護疲労による何らかの身体的・精神的症状があると判断された者である。これらの対象者に仰臥姿勢での自律訓練法を指導し，4週毎にSTAI・CES-Dを施行した。なお，統計的検討はt検定による。

　①状態・特性不安検査（STAI：State-Trait Anxiety Inventory）[8]

　STAIは，自律訓練法練習前後の不安感の自覚水準の変化の測定法としてよく用いられる。その場合は，状態不安を指標としていることが多い。1セッションの練習を行う前後にSTAI検査を施行し，練習による不安感の鎮静効果を測定する。自律訓練法の練習直後に，「リフレッシュした感じ」「すっき

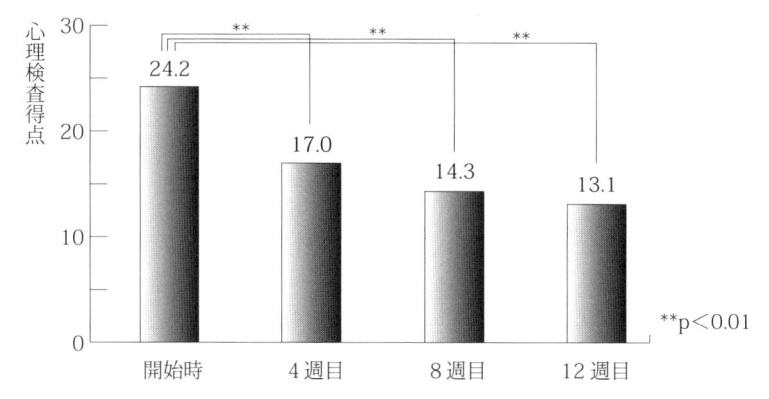

図5　うつ病自己評価尺度と自律訓練法（福山嘉綱・中島節夫：介護領域における自律訓練法の適用と効果. 現代のエスプリ，369, 2000）[7]）

りした気分」などの報告が多くみられるが，このような練習による即時的な効果を測定しているのが状態不安である。また，不安感の変化を得点化して確認することでクライエントの練習意欲を高める効果もある。

　これに対し特性不安の測定は，普段の生活の中で感じる一定の持続性のある不安の程度を測定するものである。特性不安得点の低下は，不安そのものの自覚頻度や強度が減ってきたことを意味している。したがってここでは，普段の生活の中での不安傾向の低下を示す特性不安の変化を取り上げる。

　自律訓練法の指導の開始時，以降，4週ごとに STAI を施行した。特性不安得点は，練習開始4週目に有意に低下する。さらに8週・12週と時間の経過とともに特性不安得点は低下するが，その得点の低下は緩やかになってくる。このことは長期に練習するほど持続性のある不安感の低減効果は高いが，少なくとも4週程度練習を継続すれば，不安感の低減効果が得られることを示している。

　②うつ病自己評価尺度（CES-D：The Center for Epidemiologic Studies Depression Scale）[9]）

　CES-D はカットオフポイントが16点で，16点を超えるとうつ状態にある可能性が高いと評価する。練習開始時点では，24.2点とカットオフポイントを大きく上回る水準にある。指導開始時のクライエントの多くは，うつ状態にある可能性が高いと判断される水準にあるが，指導終了時の12週目では13.1点となり，カットオフポイントを下回る者が増えた。練習の継続は，

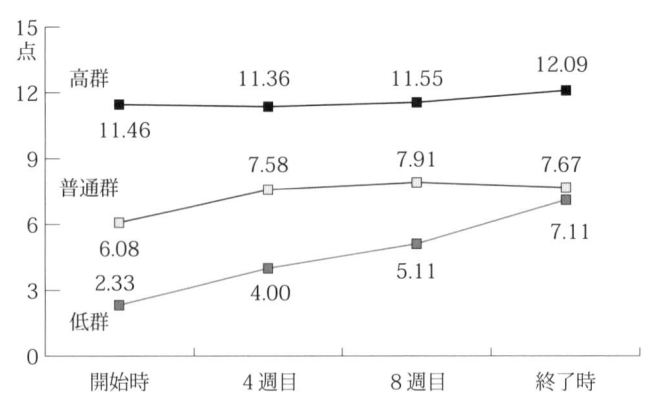

図6　GSES 段階評価別の経時的変化と自律訓練法（五艘香・青木佐奈枝・福山嘉綱・中島
節夫ほか：自律訓練がセルフエフィカシーに及ぼす影響. 自律訓練研究, 18, 1998）[13]

うつ状態の軽減に有効であることが示された。

　STAI と CES-D の得点は, 正の相関を示すため, 心理的側面のアセスメントを行う際は, STAI または CES-D のいずれかを測定するだけでも心理的変化を確認することができる。

　③一般自己効力感尺度（GSES：General Self-Efficacy Scale）[10, 11]

　人がある結果を得るために必要な行動をうまく行えるという予期を効力予期といい, 自分がどの程度うまくやることができるという考えを自己効力感という。自己効力感が高い者は, 物事を肯定的に受け止め, 積極的に行動できる傾向がある。また, うつ状態にある者は, 自己効力感が低く, その状態が改善すると自己効力感が高まる, とされる。[12]

　図6は, 学生に自律訓練法を12週間指導し, 4週毎の GSES 得点の推移を示したものである。

　GSES は, その得点を「低い」「やや低い」「普通」「やや高い」「高い」の5段階で評価する。ここでは「低い」「やや低い」を低群,「高い」「やや高い」を高群とし, 普通群の3つに分類した。高群・普通群は, 指導終了時と初回時得点に軽度上昇を示すものの練習開始前と大きな差はない。一方, 低群は4週毎に平均得点が上昇し, 12週目の指導終了時では普通群に準ずる得点に達した。すなわち, 自己効力感が低い者は, 継続練習によって自己効力感得点が高まることを示している。

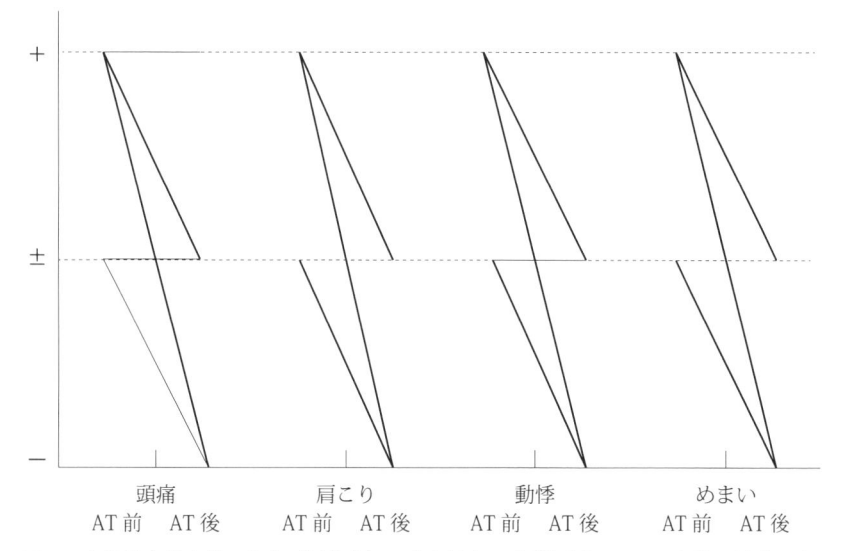

図7　身体的自覚症状の変化（福山嘉綱・中島節夫：介護領域における自律訓練法の適用
　　と効果．現代のエスプリ，369，2000）[7]

4）自覚症状の評価

　クライエントはさまざまな自覚症状を持っている。それが自律訓練法に取り組む契機となることが多い。

　自覚症状は，身体的な内容（頭痛，めまい，動悸，胸苦しさ，腹痛，食欲不振，不眠など）であったり，精神的な内容（不安・緊張感・抑うつ，いらいら感など）であったりする。クライエントにとって自覚症状の出現頻度や強度が変化することは，大きな関心事である。これらの自覚症状の変化を継時的に測定し，結果をフィードバックすることは，クライエントの練習意欲を高めることに結びついていくのである。

①身体的自覚症状の評価

　身体的・精神的自覚症状（図7，8）は，症状の出現頻度を＋（週3日以上みられたもの），±（2週に1〜2日程度みられたもの），−（4週に1日程度，またはなし）と表記した。

　比較的高頻度にみられた自覚症状は，睡眠障害，頭痛・頭重，肩こり，動悸，めまいなどでの身体症状である。

　＋は，睡眠障害は，自律訓練法の指導開始時の27名から終了時に3名と

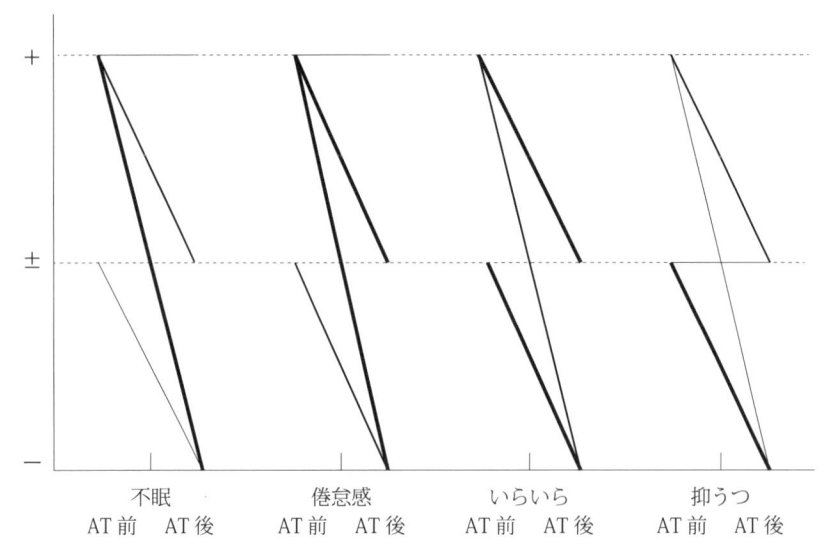

図8　精神的自覚症状の変化（福山嘉綱・中島節夫：介護領域における自律訓練法の適用
　　と効果．現代のエスプリ，369，2000）[7]

なった。同様に倦怠感は，開始時の 22 名から終了時に 2 名となった。頭痛・
頭重は，開始時の21名から終了時に3名。肩こりは，開始時の17名から3名，
めまい 15 名から 2 名，動悸 12 名から 1 名となった。自覚症状が高頻度に
出現する者は減り，±（2週に1〜2日程度見られたもの），−（4週に1
日程度，またはなし）へ移行することが示された。

　②精神的自覚症状の評価

　同様に精神的自覚症状の出現頻度も減少する。なお，スペースの都合によ
り，睡眠障害・倦怠感は図8に含まれている。イライラ感は，開始時の 18
名から終了時の2名へ，抑うつ気分は開始時の6名から0名と移行した。

　注
注9：練習によって変性意識状態が生じやすくなってくる。練習が進んできても，不安・
　　緊張が高い，気分の落ち込みがある，自覚症状の増悪がある，体調不良があるときは，
　　変性意識状態になりにくく，その深化が進まないことがある。
注10：1回目，2回目，3回目と各回の練習後に消去動作を行う。3回目の消去動作は
　　特に念入りに行わないと，脱力感や頭がボーっとした半覚醒状態が残ることがある。
注11：練習への高い意欲や期待は，自律訓練法の最も重要な受動的注意集中を損なうこ

とがあるので，指導者はこの点に十分に留意し，適宜アドバイスすることが必要である。

注 12：自律訓練法では，「受動的注意集中」は，基本的でかつ重要な態度である。ただし，「注意集中」という言葉は，一般に能動的なイメージがあり，受動的注意集中という用語の趣旨が伝わりにくいことをよく経験する。受動的注意集中という用語をそのまま説明せず，「練習をしながら，右腕や左腕にさりげなく関心を向けるようにする。そのようなさりげなさが大事です」と説明した方が趣旨を伝えやすい。

注 13：よく練習記録に「集中できなかった」「集中して取り組めた」などの記載が見られることがある。この「集中」という内容が，「雑念が浮かばず淡々と重・温感練習に伴う身体感覚に自分を委ねていた」という意味か，「能動的な態度となり雑念を追い払い，重・温感に集中しようとし，その意図通りに集中できた」という意味か，は確認する必要がある。クライエントが後者の意味で使っているなら，能動的注意集中になっている可能性がある。練習に取り組む姿勢について再度説明する必要がある。

注 14：症状の軽減・解消，病気予防という動機は，不安や焦りを背景に持つことが多く，切迫した不安や緊張は継続練習への意欲となるが，同時に完全さを求める傾向ももつ二律背反という側面がある。指導者は，こうした側面があることを理解しながら，ゆったりと練習を続けていくこと，練習回ごとの体感的な差があることにこだわらなくてよいこと，を適宜アドバイスする必要がある。

注 15：自分の気にしている症状の軽減・解消を意図するのは当然だが，「早く治したい，早く楽になりたい」と一生懸命になりすぎると緊張感を高めてしまう。「早く治したい（治りたい）」「練習を早くマスターしたい」と考えるよりも，焦らず，気負わず，「ゆったりゆっくり覚えていこう」という構えで練習することが望ましい。

注 16：練習開始当初は，繰り返し練習しても何も体感できないことがある。感じたとしてもほんのわずかということもある。こうした現象にこだわらず淡々と練習を進めていくと，そのうちに「これがそうかな」と思えるような変化を感じるようになる。

注 17：重感練習中に，「指が温かく感じる」ことがある。体感的変化は，練習中の公式の内容（例えば，「重い」「温かい」という）でなく，他の反応でも構わない。重感練習中に温感や指先のしびれ感を体感することもある。どのような変化であれ，練習中に生じてくる身体感覚の変化を自覚できればよい。ただし，しびれ感の場合は，それが副作用的反応でないかの検討が必要である。

注 18：練習に取り組むクライエントにとっては，早く不快な症状から解放されたいと願うのは当然である。指導者は，練習開始当初は，今現れている症状をコントロールすることを強く意識するより，練習に淡々と取り組み，症状の出現頻度や強度を低減すること，症状が出にくい心身の状態をつくることを優先し，最終的に症状の消失を目指していくこと，を伝えることが望ましい。

注 19：症状から早く解放されたいという思いが強い場合は，症状がある時にそのコントロール法として自律訓練法を活用しようとすることがある。このようなクライエントの思いは十分理解できるが，症状が強い時は自律訓練法では軽減できないことが多い。自律訓練法で症状への対処に失敗すると「自律訓練法でもダメか」と技法そのものへの失望感をもたらしやすい。

指導者は，「症状が次第に消えていくのは練習の結果であり，症状がある時にコントロール法として使うのではなく，症状が出にくい状態を作っていくこと」という趣旨を繰り

返し伝える必要がある。そのことが自律訓練法への信頼感の確保や自分で症状をコントロールできるところに来たという認識（自己効力感の向上）を持てるようになるために重要である。

注20：心身が健康状態にある方は，補助イメージを浮かべながら練習するほうが良いと感じやすい。だが心身症や精神疾患の方では補助イメージや BGM が邪魔だと感じることが多いようである。

注21：音楽があると耳障りに感じる，また補助イメージがなかなかわかずイメージを浮かべることに汲々としてしまう，と感じる人もいる。このような場合は，補助イメージを用いない方が練習しやすいと感じるようであり，クライエントに自分のやりやすい方を選択してかまわないことを伝えるようにする。

注22：自律性解放現象の出現は，それが気になり練習がスムースに進まないという意味では困惑する事態である。しかし，この現象が生じていること自体は，練習によるリラックス状態（変性意識状態にある）となっていることを意味している。
　　　練習のたびに不安・イライラ感などが見られることは，内的感情状態のカタルシスが進んでいるという意味でもある。ただし，不快な症状が続くと，練習を続けることが難しく，練習意欲を損なうことがある。不快な症状が続くようならその回の練習を終了するか，時間をおいて再び試みる。

注23：時間をおいての再練習や翌日に練習を再開しても，不快な現象が持続する場合は，練習時間を減らす（公式の唱える回数を標準的な 4 〜 5 回から，3 〜 4 回に減らす。それでも不快な現象が起こるなら 2 〜 3 回に減らす，などの工夫が必要である）。こうした練習時間の制限は一時的なもので，次の公式へ進むときには制限を必要としないことも多い。ただし身体・精神症状が強く服薬中のクライエントでは，主治医との連携（服薬内容の調整）も必要となる。

注24：練習中の皮膚温の上昇に伴い，頬・腕などにかゆみが出現することがある。消去動作を行うまで，練習中に動いてはいけないと理解しているクライエントが多い。かゆみは練習の妨げになるので，かゆみがあれば掻いてよい。その後再び練習姿勢に戻る。かゆみは，しばらく様子を見ているうちに自然消失することもあるので，その時々のかゆみの強さで本人に判断してもらってよい。アトピー性皮膚炎に伴うかゆみが強まるようなら練習時間を短縮する，または温感練習を避けるようにする。

注25：重感練習でいう「右腕が重い」の右腕は，右腕全体（肩から指先まで）をいうのだが，練習開始当初は，指先のしびれ感や温かい感覚，手首から指先までの重い感じ，ひじから指先までの重い感じなど感じる部位が異なる。重感の体感は，末梢部分の体感から始まり，練習を重ねていくうちに次第に肩の方へ重感が広がっていくというのが一般的である。

注26：「手首から指先は重い，温かい感じがするが，腕全体の重い，温かい感じはわからない」ということもある。ある日は腕全体が感じたが，ある日は感じなくなったということもある。
　　　これはその時々の自分の心身の状態（イライラ感が強い，緊張している，不安感がある，過度の掻痒・疼痛があるなど）を反映したものであり，「今日はこんなものかな。何か気にしていることがあったかな。体調のせいかな」と軽く受け流すよう伝える。

注27：「何も感じない」ことがあっても，感じないことにこだわらずに 1 〜 2 週間練習を

継続する。そのうちに「重いといっていたのはこれがそうかな」と思えるような変化を感じるようになる（p.51：どのような状態になればうまく練習ができているか）。緊張を解いてリラックスし，さりげなく公式（セリフ）を繰り返すのがコツであることを伝え，練習に取り組む姿勢について十分説明する。

注28：個別指導では，練習の場は指導者と2人だけになる。指導者が男性でクライエントが女性である場合，掛物をしないで仰臥姿勢をとることは，無防備感・不安感・緊張感を持ちやすい。このため練習することに関心が向かいにくくなってしまうことがある。そのため特に個別指導の場では，クライエントにとって掛物（重く感じない程度のタオルケット，薄手の毛布など）を用いた方が安心して練習に取り組みやすい環境となる（p.74：掛物は心理的な防御壁という意味を持つ）。

注29：BGMを用いる場合は，クラシック音楽（オペラを除く）が望ましい。音声が入っていると無意識のうちに歌声に反応してしまい関心が音楽に向かいやすくなる。その結果，心身の状態に関心が向かいにくいためである。

注30：閉眼することで不安感・緊張感を持つ人もいる。その場合は，半眼（目をうっすら開けておく。何かを見つめているというのではなく，視線を動かさずぼんやりとある一点に視線を向けるようにする）ようにしてもよい。

注31：外傷・採血直後の練習は避ける。自律訓練法はリラックス状態を作る。この状態では自律神経系機能は，副交感神経の働きが優位になっている。この状態では，血管の拡張・末梢の血流量の増加がある。そのため，受傷直後で傷口が安定していない時は，出血のリスクがある。

注32：朝・昼の練習時間を作りにくいときは，就寝前に1回練習することもある。練習は複数回連続した方がリラックス状態を作りやすくなる。ある人は，練習しようと横になっただけで「全身が弛緩する」という。これは繰り返しによる効果である。時間が作れない，または体調不良時は，練習回数を減らしたり，休んでもよい。

注33：例えば，朝と昼の練習の間隔30分，60分しか空いてないことがあってもよい。

注34：朝の練習は起床直後に行うことが多い。起床直後の練習は，再入眠することがあり，出勤・登校にあわててしまうことがあるので注意を要する。そのため電車・バスの中で練習することもあるが，周囲の人が気になったり騒音に妨げられたりする。また座位での練習時は消去動作をしっかりやるよう伝えておく。

注35：p.78：標準練習公式（セリフ）のステップ①は「右腕が重い」だけである。このセリフを約30秒繰り返すと，3回で90秒となる。最も長い公式はステップ⑫の「右腕が重い（1回のみ）」「両腕両脚が重い」「右腕が温かい」「左腕が温かい」「両腕が温かい」「右脚が温かい」「左脚が温かい」「両脚が温かい」「両腕両脚が温かい」の場合は繰り返す公式が8つあるので，例えば朝の練習時の1回の練習時間は4分程度であり，3回繰り返すと12分程度となる。

注36：特定の公式を体感しにくい人もいる。体感できるまで続けることは，「自分はうまく感じないかも」という不安や「うまく体感できないから練習が先に進めないのだ」という失敗感につながることがある。1～2週続けても体感できないときは，ステップを上げて失敗感を持たせないようにする。この時，「体感できないこともある」ことを伝えておく。

注37：不安・緊張感が強い場合は，仰臥姿勢では落ち着かないという人もいる。その場合は，

単純椅子姿勢や安楽椅子姿勢から指導を開始し，不安感が軽減してきたのを確認して仰臥姿勢の練習を導入する。

注38：通勤・通学の移動中に練習する際は，単純椅子姿勢から指導を開始する。移動中に練習するときは単純椅子姿勢，就寝前に練習するときは仰臥姿勢とするなど，その時々の条件によって練習姿勢を変えてもよい。したがって，指導者は3つの基本姿勢の全てを指導しておくことが望ましい。

注39：大学で1単位90分の講義時間のうち休憩をはさみながら約60分間仰臥姿勢で練習すると，「練習中に眠ってしまう」「腰痛が気になる」「膝を立てたくなる。脚を動かしたくなる」「体を動かしたくなる」という報告が多い。1回の練習時間をどの程度に設定するかは，クライエントの心身の状態に応じて選択することになる。

注40：健康者が健康の維持・増進に用いる場合の練習時間は，1セッション3分〜5分程度とする。その方が身体的・精神的負担感は少ない。短時間で効率よく筋肉の弛緩状態を得て，また重・温感を体感するように練習しておくことが望ましい。

注41：一方，不安・緊張感が強い人が自覚症状の軽減を意図して自律訓練の導入を行う場合は，不安が少ない時間に3回で数分の練習から開始し，次第に5〜10分と練習時間を延ばしていく方が安定して練習に取り組みやすい。

注42：あるクライエントは，練習開始2週後の来室時に，「すごく調子が良いです」と言い，自覚症状は一気に減少・消失したと報告した。だが，血圧・脈拍は平準化しておらず，またサーモグラフィ上では末梢血流量の増加（皮膚温の上昇）を認めなかった。このようなケースでは，練習後の主観評価は肯定的変化を示し，自覚症状も軽減するが，短期間で症状が再燃することが多い。

注43：指導者は，クライエントの主観評価と生理データに基づく客観評価のずれを把握しておくことで，今後の自覚症状の変動を予測し，適切な対応をとることが可能である（過度の期待感の修正，練習への過剰な能動的取り組み姿勢の修正，練習法が適切か，など）。

注44：クライエントも血圧・脈拍などの測定結果に関心を示すことが多い。クライエントに問われなくても数値を示し，フィードバックするよう心がける。

注45：ごく稀に練習中に血圧低下によるショック状態に陥るクライエントもいる。このショック状態は練習を中止し，安静にすることで改善する。ただし，血圧は継時的に測定し，安定してきているのか否かを確認することは重要である。緊急時の備えとして，少なくとも血圧計はいつでも使えるように用意しておく。

注46：「最初の数字は練習前の状態で血圧が135/85，脈拍は87。練習1回目終了時の血圧は129/80，脈拍80。練習2回目終了時は，血圧115/75，脈拍75です。練習3回目を終えた後の血圧は111/72，脈拍68で，練習を重ねると，血圧・脈拍は安定化していきますね。今回は実感がなかったかもしれませんが，こういう血圧・脈拍のデータを見ると，安定傾向にあることをご自身でも確認できるかと思います。とてもうまく練習できています。この調子で練習を続けましょう」とフィードバックする。

注47：サーモグラフィは，測定機器（温度測定機・温度情報処理PC・プリンターなど）が高価で，用意するのは困難である。ただし，サーモグラフィがあれば，練習前後の画像化された情報をクライエントに提示することができ，クライエントへのフィードバック情報としての価値は高く，練習意欲を高める契機とすることもできる。

注 48：温感練習時に，クライエントが「温かく感じる」と報告するが，サーモグラフィ
　　　では手背部の皮膚温の上昇がみられないこともある。練習成果に対する主観評価と客観
　　　評価に差がある時は，一時的に症状が消失しても再燃することが多い。

注 49：サーモグラフィは高価な機器であるため用意できないことが多い。そのためサー
　　　モグラフィを用意できないときは，クライエントの了解に基づいて練習後に皮膚温の上
　　　昇がみられるか否かを，練習後の血圧測定時に指先に触れて確認することができる。こ
　　　の方法は，数値データとして正確な皮膚温の上昇幅を確認できないが，指先の皮膚温の
　　　変化の有無を確認できる。

注 50：手背部皮膚温の上昇はクライエントの腋下体温の約 1 ℃下回る水準がおおむね最
　　　大となることが多い。手足に冷えがあるクライエントでは，練習前後の手指皮膚温の上
　　　昇が 7 ℃を超すこともある。例えば，腋下測定体温が 36.2℃であれば，手背部皮膚温は，
　　　おおむね 35℃程度が最大である。

IV

自律訓練法
——標準練習をどう始めるか

　自律訓練法は，基本練習である標準練習と特殊公式があるが，ここでは自律訓練法の基本である標準練習を導入するときに知っておくべき重要な事項，練習姿勢，消去動作，標準練習の公式について取り上げる。

1　姿勢を整える

　練習姿勢は，単純椅子姿勢，安楽椅子姿勢，仰臥姿勢がある。それぞれの姿勢の整え方を紹介する。

1）単純椅子姿勢

　単純椅子姿勢の整え方を，図9に示す。背もたれのない椅子を用いる。背もたれがある場合は，椅子に深く腰掛け，椅子の背もたれにもたれないように背筋は軽く伸ばすようにする。

　①腕は膝の上

　掌は大腿部に置く（図9-1，図9-2）。また腕を脇に垂らす方法もある（図9-3，図9-4）。[注51]

　②脚は開き気味に

　膝は男女で差があるがおおむね肩幅程度開いておく。脚は軽く前に出すが，足底部は床面につくようにする。

　③唇はほんの少し開いておく

　唇を少し開いておく。これは歯を噛み合わせにくくし，顔面の筋肉が弛緩しやすい条件を作ることにある。[注52, 53]

2）安楽椅子姿勢

　安楽椅子姿勢の整え方を，図10に示す。

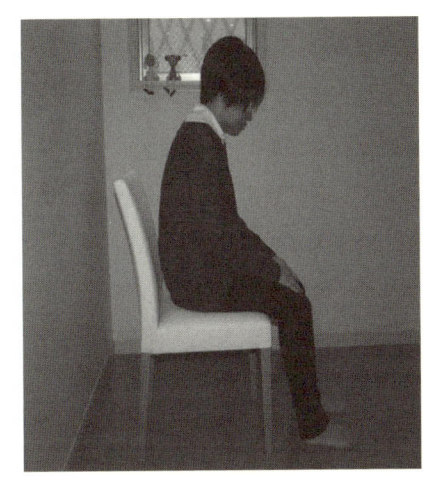 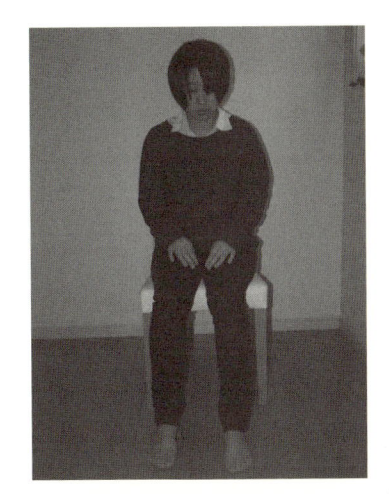

図9-1　単純椅子姿勢（腕を膝の上に：側面）　図9-2　単純椅子姿勢（腕を膝の上に：正面）

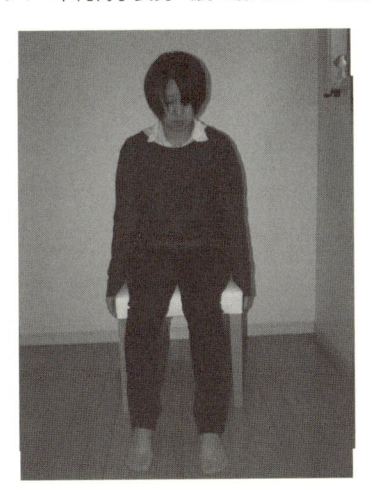 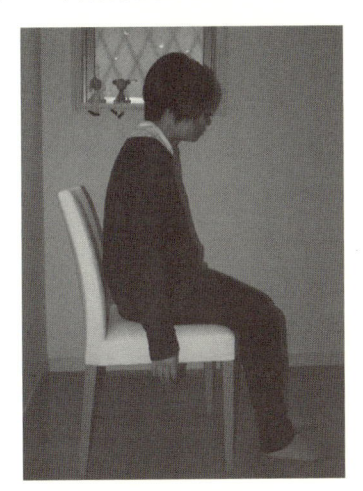

図9-3　単純椅子姿勢（腕を脇に垂らす：側面）　図9-4　単純椅子姿勢（腕を脇に垂らす：正面）

　リクライニングでき，頭部を支えることができる背もたれのある肘掛けのある椅子を用いる。背もたれに寄りかかるように身体を預ける。

①腕は肘掛に

　腕は肘掛に乗せ，指や手首はピンと伸ばさず，こころもち曲がり気味にする。

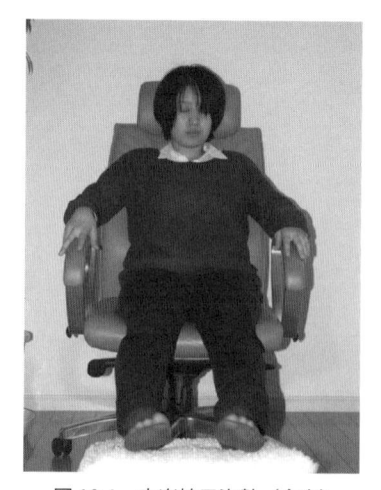

図 10-1　安楽椅子姿勢（全身）

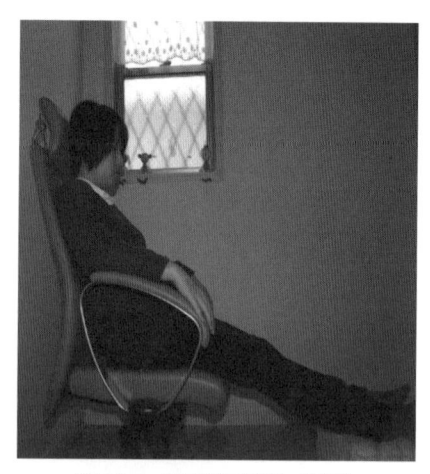

図 10-2　安楽椅子姿勢（側面）

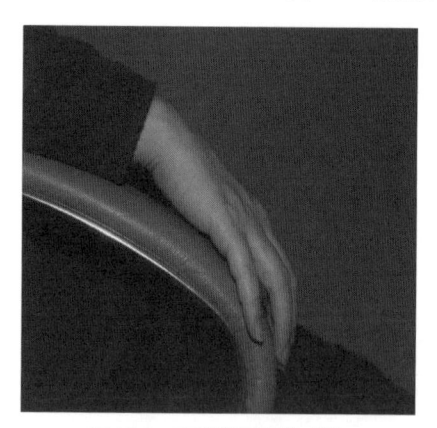

図 10-3　安楽椅子姿勢（掌）

②脚は開き気味に

　脚は仰臥姿勢と同様に肩幅程度に開いておく。足置きがあったほうがより楽な姿勢となるが，なくてもかまわない。

③唇はほんの少し開いておく

　顔面の筋肉が弛緩しやすいように唇を少し開いておく。

3）仰臥姿勢

　もっともリラックスしやすい姿勢である。仰臥姿勢の整え方を図 11 に示

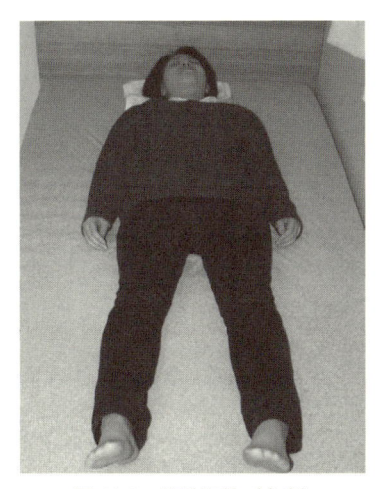

図 11-1　仰臥姿勢（全身）

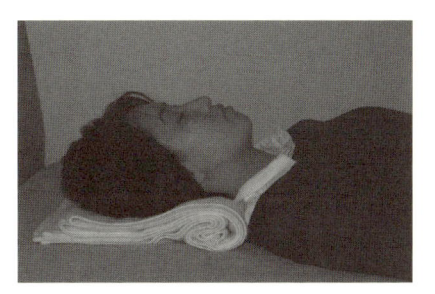

図 11-2　仰臥姿勢（頭部）

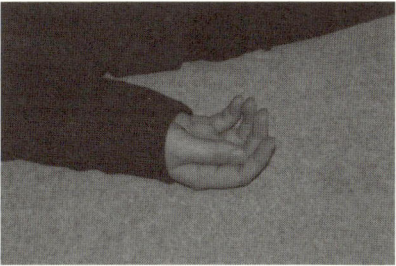

図 11-3　仰臥姿勢（掌の向き：上向き）

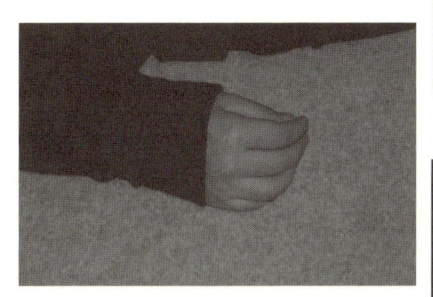

図 11-4　仰臥姿勢（掌の向き：立て気味）

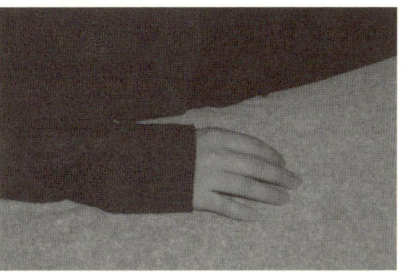

図 11-5　仰臥姿勢（掌の向き：下向き）

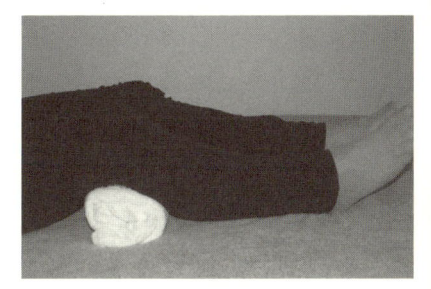

図 11-6　仰臥姿勢（脚部）

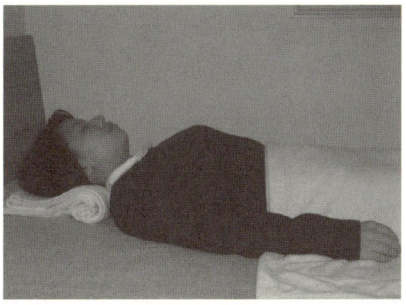

図 12　掛物

す。

①枕は高くしない

バスタオルを頭が載る程度にたたみ，厚みは 2 ～ 3 cm 程度の高さにする（図 11-2）。注 54

②腕脚は自分の楽な場所に

腕は，体幹部から約 10 ～ 15 センチ程度離して置く。

指，手首，肘の関節は，ぴんと伸ばさず，こころもち曲がり気味にする。掌は自分が楽に感じる向きを選ぶ（図 11-3，4，5）。

脚は，肩幅程度に開いておく。注 55

③唇をほんの少し開いておく

顔面の筋肉が弛緩しやすいように唇を少し開いておく。注 56

④眉間の力を抜く

眉間は力が入りやすいので眉間にしわが寄っていないかをチェックしておく。注 57, 58

⑤膝と枕

通常は，膝の枕を用いずに練習する。重感練習がうまく体感できない場合の工夫として用いることがある。その場合は，図 11-6 のようにバスタオルを棒状に巻いて膝の裏に入れる。注 59

⑥掛物をするとき

掛物を用いず練習するのが基本である。ただし，女性では掛物がないと落ち着かないと訴えることが多い。

また肌寒さを感じる時期では掛物を利用してもよい。胸から下に掛けるようにし，胸部の圧迫感を避ける。また消去動作の邪魔にならないように腕は掛物の外に出しておく。

2　姿勢を整えたら

1）目を閉じる

外部からの視覚的刺激を少なくし，クライエントが自分の気持ちや身体などの内的状態に意識を向けやすくするために目を閉じる。不安・緊張感が強いクライエントでは，半眼（うっすらと目を開けている状態。ぼんやりとある一点に視点を向けておく）で練習することもある。

2）ゆったりとした大きめの呼吸

　2～3回ゆったりと少し大きめの呼吸を行う。

　息を吐くのに合わせて意識的に全身の力を抜きベッドに身体を預けるよう伝える。

　息を吐く際に，「腕が床に押しつけられる」「スーっと体が床に沈んでいく」「体全体または腕や脚が重い」などの体感があれば，うまくリラックスできており，身体が弛緩した状態にあることを示している。注60, 61, 62, 63, 64, 65, 66, 67

3）公式の暗唱を始める

　自然な呼吸に戻り，公式（セリフ）の暗唱を始める。注68, 69

4）消去動作

　消去動作（p.77，図13）は1回の練習を終えるごとに行う。

3　公式（セリフ）の暗唱の仕方

1）頭の中で暗唱する

　①公式（セリフ）は声に出さず，唇も動かさずに頭の中で暗唱する

　「右腕が重い」では，「右腕が，重～～い」のように間を置いたり語尾を延ばしたりしながらゆったりと頭の中で繰り返す。

　②ひとつの公式（セリフ）を4～5回程度繰り返す

　例えば，第1公式　ステップ①では「右腕が重い」をゆっくりと4～5回繰り返した後に消去動作を行う。ステップ②では，同様に「右腕が重い」「左腕が重い」「両腕が重い」をそれぞれ4～5回（約30秒程度）ずつ繰り返す。右腕が重い，左腕が重い，両腕が重い，の3つのセリフで全体が1分30秒程度となる。注70, 71

2）公式を唱える速さ

　公式（セリフ）をいう速さを厳格に測定する必要はない。時間は大体の目安である。自分のペースでゆったり4～5回繰り返す。

３）イライラ感や不安感が強まる場合

　公式（セリフ）を繰り返しているうちにイライラ感や不安感が強まってくる場合は，公式（セリフ）を繰り返す回数を少なくし（４〜５回から３〜４回へ。それでも持続する場合は２〜３回へ），練習時間を短くする。それでも軽減しない場合は，その回の練習を中断する。

４）何回繰り返したかわからない

　練習中，公式（セリフ）を何回繰り返したか，またどの公式（セリフ）を繰り返していたか，わからなくなることがあるが，次の公式（セリフ）に移行し，そのまま練習を続ける。注72

4　消去動作を忘れずに

　消去動作は，心身の休息状態から通常の活動状態に戻すために行うものである。したがって，各回の練習後はいつでも消去動作を行う必要がある。１回の練習を終えるごとに消去動作（両手の開閉を５〜６回，ついで腕を４〜５回屈伸する，背伸びを１〜２回，深呼吸を１回）を行う。３回目の練習を終えるときには特に意識して消去動作をしっかり行わないと，倦怠感・脱力感・めまい感が残ることがあるので注意する。

　練習中に，電話がかかってきたり，来客があったときに練習を中断することがあるが，必ず消去動作を行ったうえで練習を中断する。朝・昼など練習後に日常の活動に戻る前には，消去動作を確実・十分に行う必要がある。消去動作を行った後も倦怠感・脱力感などが残る場合は，消去動作が足りないことを意味している。腕の屈伸回数や，背伸びの回数を増やすといった追加の消去動作が必要である。注73，74

5　標準練習公式（セリフ）の実際

　第１公式の最初の練習は，「右腕が重い」から始まるが，これは右利きの人が多いためである。左利きの人は，全ての公式の右腕と左腕の順番を入れ替え，「左腕が重い」から練習を開始する。公式（セリフ）は，利き腕，利き脚から始めるのが基本である。注75，76，77

　練習は第１公式のステップ①から順に進めていく。①〜⑲の各ステップの内容を最低１週間続けて練習し，練習内容の体感内容を確認しながらステッ

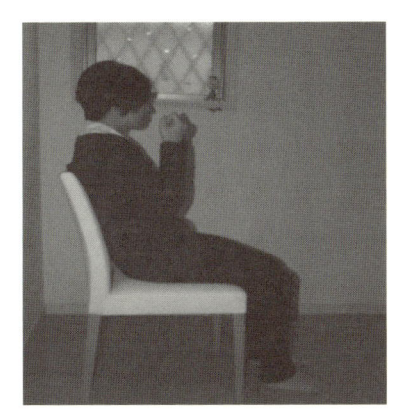
図 13-1　消去動作（腕の屈伸：側面）

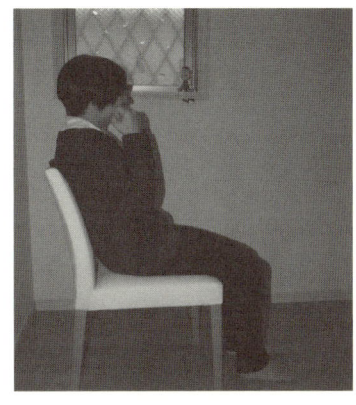
図 13-2　消去動作（腕の屈伸：側面）

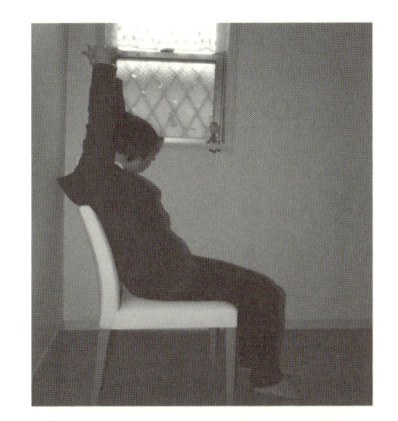
図 13-3　消去動作（背伸び：側面）

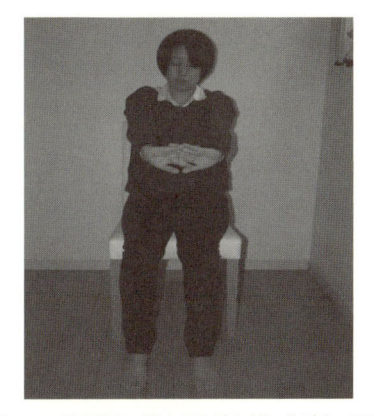
図13-4　消去動作（指を組み腕を前に伸ばす：正面）

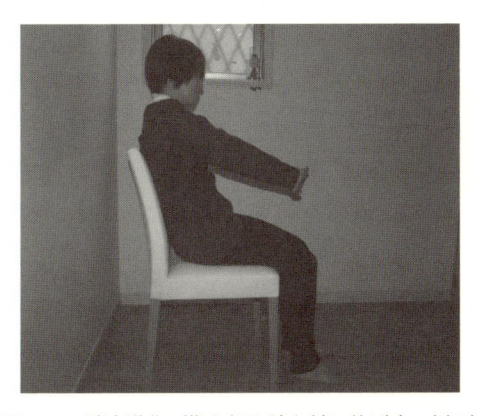
図 13-5　消去動作（指を組み腕を前に伸ばす：側面）

プを上げていく。各ステップの公式内容の中に消去動作を行うことを記載し
てないが，1回の練習を終える毎に行うことは必須である。

　ここでは，標準的なステップと簡便法のステップを紹介する。

　ここでいう簡便法とは，臨床場面で指導している時に標準的なステップ①
「右腕が重い」の指導中に，「右腕だけが弛緩して左腕と左右の腕のバランス
がとりにくく違和感がある」「右腕が重い」「左腕が重い」「右腕が重い」の
ように練習した方が左右のバランスが取れてやりやすい」と報告するクライ
エントが比較的多くみられた。こうした違和感なく練習できるように修正し
たものである。標準的なステップに違和感を訴える場合に試みて欲しい。

1）標準練習のステップ

　日本自律訓練学会編のテキスト[14]に示された標準練習のステップは，全
19 ステップ（①〜⑲）で構成されている。

（1）背景公式
気持ちがゆったり落ち着いている

（2）第1公式（重感練習）
①右腕が重い（以下右腕重）−消去動作（p.77：図 13。1回の練習を終
　　える度に行う。以下略）
②右腕重−左腕が重い（以下左腕重）−両腕が重い（以下両腕重）
③右腕重−左腕重−両腕重−右脚が重い（以下右脚重）
④右腕重−左腕重−両腕重−右脚重−左脚が重い（以下左脚重）−両脚が
　　重い（以下両脚重）
⑤右腕重−左腕重−両腕重−右脚重−左脚重−両脚重−両腕両脚が重い
　　（以下両腕両脚重）
⑥右腕重（1回のみ）−両腕重−両脚重−両腕両脚重[注78, 79]
⑦右腕重（1回のみ）−両腕両脚重

（3）第2公式（温感練習）
⑧右腕重（1回のみ）−両腕両脚重−右腕が温かい（以下右腕温）
⑨右腕重（1回のみ）−両腕両脚重−右腕温−左腕が温かい（以下左腕温）

－両腕が温かい（以下両腕温）

⑩右腕重（１回のみ）－両腕両脚重－右腕温－左腕温－両腕温－右脚が温かい（以下右脚温）

⑪右腕重（１回のみ）－両腕両脚重－右腕温－左腕温－両腕温－右脚温－左脚が温かい（以下左脚温）－両脚が温かい（以下両脚温）

⑫右腕重（１回のみ）－両腕両脚重－右腕温－左腕温－両腕温－右脚温－左脚温－両脚温－両腕両脚が温かい（以下両腕両脚温）

⑬右腕重（１回のみ）－両腕両脚重－両腕温－両脚温－両腕両脚温

⑭右腕重（１回のみ）－両腕両脚重－両腕両脚温－両腕両脚が重くて温かい（以下両腕両脚重温）

⑮右腕重（１回のみ）－両腕両脚重温

（４）第３公式（心臓調整練習）

⑯右腕重（１回のみ）－両腕両脚重温－心臓が穏やかに規則正しく打っている（以下心音規則）

（５）第４公式（呼吸調整練習）

⑰右腕重（１回のみ）－両腕両脚重温－心音規則－楽に呼吸している（以下自然呼吸）

（６）第５公式（腹部温感練習）

⑱右腕重（１回のみ）－両腕両脚重温－心音規則－自然呼吸－お腹が温かい（以下太陽神経叢温）

（７）第６公式（額部涼感練習）

⑲右腕重（１回のみ）－両腕両脚重温－心音規則－自然呼吸－太陽神経叢温－額が涼しい

　　　（日本自律訓練学会：自律訓練法テキスト．2012）[14] 注80

　標準練習の公式内容は，指導者によって表現は類似しているが，やや異なる点もある（表８）。どの公式内容が正しい，または間違っているというこ

表8　指導者別の標準公式内容の違い

	ルーテ[4]	佐々木[3]	笠井[15]	松岡[16]	中島[6]
背景公式	記載なし	気持ちが（とても）落ち着いている	気持ちが落ち着いている	気持ちが落ち着いている	気持ちがゆったり落ち着いている
第1公式	重たい	重たい	重たい	重たい	重い
第2公式	温かい	温かい	温かい	温かい	温かい
第3公式	心臓が静かに（穏やかで）規則正しく打っている	心臓が静かに規則正しく打っている	心臓が静かに規則正しく（自然に）打っている	心臓が静かに規則正しく（自然に）打っている	心臓が穏やかに規則正しく打っている
第4公式	楽に呼吸している	楽に呼吸している　呼吸が楽だ　＊自然に楽に呼吸している	楽に（自然に）呼吸している	楽に（自然に）呼吸（いき）している	楽に呼吸している
第5公式	太陽神経叢が温かい	おなかが（太陽神経叢）が温かい　胃のあたりが温かい　＊お腹が温かい	お腹が温かい	お腹（胃のあたり）が温かい	お腹が温かい
第6公式	額が涼しい（少し）	額がここちよく涼しい　＊額が気持ちよく涼しい	額が（心地よく）涼しい	額が心地よく（快く）涼しい	額が涼しい

とではない。クライアントが，それぞれの公式内容を理解しやすく，暗唱しやすいかで公式内容を選択してよい。[注81]

2）簡便法のステップ

　この方法の練習ステップは，日本自律訓練学会編自律訓練法テキストの英語版の練習ステップ（本書 p.189 に紹介）に一致している方法である。
　（1）背景公式
　気持ちがゆったり落ち着いている

（2）第1公式（重感練習）

①右腕が重い－左腕が重い－両腕が重い－消去動作（以下略）

②右腕が重い－左腕が重い－両腕が重い－右脚が重い－左脚が重い－両脚
　が重い

③右腕が重い（1回のみ）－両腕が重い－両脚が重い－両腕両脚が重い

④右腕が重い（1回のみ）－両腕両脚が重い

（3）第2公式（温感練習）

⑤右腕が重い（1回のみ）－両腕両脚が重い－右腕が温かい－左腕が温か
　い－両腕が温かい

⑥右腕が重い（1回のみ）－両腕両脚が重い－右腕が温かい－左腕が温か
　い－両腕が温かい－右脚が温かい－左脚が温かい－両脚が温かい

⑦右腕が重い（1回のみ）－両腕両脚が重い－両腕が温かい－両脚が温か
　い－両腕両脚が温かい

⑧右腕が重い（1回のみ）－両腕両脚が重い－両腕両脚が温かい－両腕両
　脚が重くて温かい

（4）第3公式（心臓調整練習）

⑨右腕が重い（1回のみ）－両腕両脚が重くて温かい－心臓が穏やかに規
　則正しく打っている

（5）第4公式（呼吸調整練習）

⑩右腕が重い（1回のみ）－両腕両脚が重くて温かい－心臓が穏やかに規
　則正しく打っている－楽に呼吸している

（6）第5公式（腹部温感練習）

⑪右腕が重い（1回のみ）－両腕両脚が重くて温かい－心臓が穏やかに規
　則正しく打っている－楽に呼吸している－お腹が温かい

（7）第6公式（額部涼感練習）

⑫右腕が重い（1回のみ）－両腕両脚が重くて温かい－心臓が穏やかに規
　則正しく打っている－楽に呼吸している－お腹が温かい－額が涼しい

注

注51：ルーテは，この姿勢をとる。掌を大腿部に置いた時には，重感を感じにくいことがある。腕を脇に垂らす姿勢での練習は，「手首に重りが付いた感じがする」「ずんっと腕が下に引っ張られる感じがする」と表現するクライエントが多い。重感練習の開始直後は，腕を脇に垂らして練習し，慣れるにしたがって大腿部に置くように置き換えていくと，重感を体感しやすくなる。腕を脇に垂らした練習を5〜10分続けると，「肩が痛い」「イライラする」と訴えることもあるので，練習時間を短めに設定することや痛みの訴えがある場合は，大腿部に置いた姿勢で練習する。

注52：不安・緊張感が高い，几帳面，せっかち，活動的，練習意欲が高いなどの性格・行動傾向を持つクライエントは，唇をキュッと閉じていることが多い。唇を閉じると，歯を噛み合わせやすくなる。歯を噛み合わせると口唇周囲の筋肉の緊張が起こる。歯を噛み合わせないのは，口唇周囲の筋肉・顔面の筋肉の弛緩状態を作る工夫である。

注53：脚を開く，そして唇を少し開くことは，筋弛緩状態を作りやすくする姿勢づくりであり，安楽椅子姿勢・仰臥姿勢でも同様に整える。

注54：バスタオルを用いた枕は，普段使用している枕と厚みが違うために「頭が下がっている感じがして心もとない感じがする」「低すぎて落ち着かない」「不安になる」と訴えるクライエントもいる。この場合は，首の所に少し丸みをつけると（図11-2），頭部・頸部の安定感が増し，枕が低いことへの違和感が減少する。

注55：腕や脚をどの程度開くようにするかは，性別や体型によっても異なるので，クライエントが楽な姿勢だと感じる位置にする。

注56：姿勢作り（③④）がうまくいかないのは，性格・行動傾向（几帳面，完全癖），症状への困惑への強さ，早く症状を改善したいという焦り，一生懸命取り組まなければという過度の積極性などさまざまな要因で生じる。指導者は，クライエントがどのような背景をもち，どのような思いで練習に取り組もうとしているのかを，あらかじめ得ている情報から推測しつつ適切なアドバイスを行うよう心がける必要がある。

注57：症状をコントロールしたいとの意欲が高い人や症状への困惑が強いクライエントは，練習に過度に熱心になりやすく，集中して練習しなければと考えて唇や眉間に力が入りやすくなるので注意する。

注58：眉間は力が入りやすい。意識的に一度眉間にしわを作るように力を入れてから抜くようにすると，力が抜けやすい。

注59：脚から力が抜けやすいように膝枕を用意し膝関節を軽く曲げるようにすると，より一層リラックスしやすい。とくに腰痛や肥満傾向がある場合では，膝枕を利用した方が効果的である（図11-6）。座布団を2つ折りにしたものや腰当のクッションを活用してもよい。

注60：このゆったりした呼吸は，筋弛緩状態を作ることを意図している。ここで筋弛緩状態を作り，「右腕が重い」「左腕が重い」と公式を暗唱しながら腕が筋弛緩状態にあることを確認することになる。

注61：力が抜けない場合は，ゆったり大きめの呼吸を3〜4回と回数を増やし，意識的に力を抜くようにする。できるだけ眠っている人と同じように腕脚がダラッと力が抜けた状態にするよう促がす。

それでも力が抜けた感覚がないと訴える場合は，緊張・不安感が高いこと，身体感覚の

変化に気づきにくい傾向があることを推測させる。これらの場合は、「力を抜く」ことにこだわらず公式の暗唱に移る。

注62：この「ゆったりとした呼吸」を説明するときに「深呼吸」というとラジオ体操の際の大きな呼吸をイメージする人が多く、大きく強い呼吸になりやすい。したがって、この呼吸は、「ゆっくり少し大きめで息苦しさを感じない7～8分目の呼吸」と説明した方がわかりやすいようである。

注63：ゆったりとした呼吸は、精神的な安静を促す効果をもっている。したがって、不安・緊張感が強いクライエントでは、公式練習の前に、この「ゆったりした呼吸」を入れた方が、リラックス感を得やすい。

注64：呼吸器系の症状（気管支喘息、過呼吸症候群、パニック障害など）をもつクライエントは、この呼吸時に息苦しいと訴えることもある。その場合は、ゆったりした呼吸をはずし、直ちに「右腕が重い」「左腕が重い」「両腕が重い」と公式暗唱を開始する。

注65：この筋弛緩状態を作る過程である「ゆったりした呼吸」をはずして、練習開始する時は、右腕・左腕それぞれに10秒程度ギュッと力を入れ緊張した状態を作り、その後一気に弛緩させ、筋肉が緊張から弛緩へ移行していくときの身体感覚に気づかせるのも一法である。

注66：息を吸う時は、胸郭を広げるため力が入った状態となっている。吐く時は胸郭がしぼんでいくため、力が抜けやすい。セリフの言い方は、息を吸いながら「右腕が」、吐きながら「重～い」と呼吸のリズムに合わせた方が重感を体感しやすい。

注67：公式（セリフ）は呼吸のリズムに合わせた方が体感しやすいが、呼吸のリズムに合わせると「息苦しく感じる」と報告する人もいる。その場合は、公式の暗唱を呼吸のリズムに合わせず「自分の自由なリズムで公式（セリフ）を繰り返す」よう伝える。

注68：公式（セリフ）の暗唱は、ひとつの公式を4～5回（30秒程度）繰り返す。指導開始時は指導者が公式の暗唱の仕方を言葉にして伝える。クライエントはひとりで自宅での練習を進めていくうちに暗唱速度が速くなっており、練習時間が短くなっていることがある。練習開始後2～3週経過しても重・温感が体感できないと訴える場合は、クライエントに公式を発声させ暗唱速度を確認することもある。

注69：息を吸う時は、胸郭を広げるため力が入った状態となっている。吐く時は胸郭がしぼんでいくため、力が抜けやすい。セリフの言い方は、息を吸いながら「右腕が」、吐きながら「重～い」と呼吸のリズムに合わせた方が重感を体感しやすい。

注70：公式（セリフ）は呼吸のリズムに合わせた方が体感しやすいが、呼吸のリズムに合わせると「息苦しく感じる」と報告する人もいる。その時は、呼吸のリズムに合わせず「自分の言いやすい自由なリズムで公式（セリフ）を繰り返す」よう伝える。

注71：強迫傾向・完全癖傾向があるクライエントは、②に述べた「3つのセリフで1分30秒」と説明すると、この時間を守っているかを気にしてしまう傾向がある。そのため、この傾向を認めた場合は、公式（セリフ）を繰り返す時間は説明せず、公式（セリフ）を繰り返す回数を説明するにとどめることが望ましい。先に述べた時間は、指導者が公式（セリフ）を繰り返し唱えて、テンポやリズムを伝えるときの目安と考えてよい。

注72：練習が上手にできると、変性意識状態になる。変性意識状態は、半覚醒の茫洋とした意識状態である。そのためリラックス状態になると、注意が散漫になり、記憶があいまいになる。ゆえに、どの公式（セリフ）を練習していたか、何回繰り返したのかが

あいまいになる，練習と関係ない公式（セリフ）を繰り返していることもある（「明日は忙しい」「今日は疲れた」など）。この場合は，気づいた時点で正しい公式（セリフ）に戻ればよい。

注73：電車・バスでの消去動作は，通常の腕の屈伸動作はやりにくい。図13-4，13-5のように左右の手の指を組んで掌を前に押し出す動作にする。

注74：消去動作が十分に行われると，すっきり感やゆったりとした安静感が自覚される。しかし，消去動作が不足すると，倦怠感・脱力感・めまい感等が残り，不快な体験となる。これらの不快な症状が続くと，練習への意欲が低下してしまうため，指導開始直後は，消去動作を確実・十分に行うことを繰り返し伝えることが望ましい。

注75：公式を説明する段階でクライエントの利き腕を確認した上で練習を開始する。右利きと申告したクライエントが練習後に左腕の方が感じやすいと報告することがある。幼少期に利き腕を修正された可能性がある。体感しやすい方を利き側として公式（セリフ）の順序を修正する。また，利き腕を確認するときや右・左の腕でボールを同程度の距離投げることができると答える時は，左腕が本来の利き腕であることが多い。

注76：自律訓練法は，1日3回，朝・昼・夜に練習するのが基本である。それぞれ練習内容を各回3回繰り返すのが1セットとなる。例えば，朝3回繰り返し練習する。標準練習の公式内容の第1公式ステップ②は「右腕が重い」「左腕が重い」「両腕が重い」である（p.78）。その場合は，消去動作後に2回目の練習に入るが1回目と2回目の練習のインターバルを10〜20秒開けるのが一般的である。ただし，1回目の練習を終えたら，時間を置かず直ちに2回目の練習に移る。続いて，3回目の練習をする。この3回が1セットである。

注77：標準練習の第1公式の第1週目は，①「右腕が重い（4〜5回繰り返す）−消去動作」であるが，これを1日3回3セット練習する（p.78）。2週目は，②「右腕が重い（4〜5回繰り返す）−左腕が重い（4〜5回繰り返す）−両腕が重い（4〜5回繰り返す）−消去動作」を1日3回，各回1セットずつ練習する。同要領で3週目は③の練習，4週目は④の練習とステップを上げていく。

注78：標準練習の⑥は，「右腕が重い（1回のみ）−両腕が重い−両脚が重い−両腕両脚が重い」と右腕が重いが1回のみとなる。⑤までは「右腕が重い」を4〜5回繰り返していたが，⑥以降は「右腕が重い」は1回のみとなる（p.78）。練習ステップを見てもらうとわかるが，標準練習のステップは，「右腕が重い−左腕が重い−両腕が重い」と腕の重感練習を「右腕」「左腕」と左右の腕を個別に練習していた段階から，「両腕が重い」「両脚が重い」「両腕両脚が重い」のように公式をまとめていく過程が繰り返されていく。⑥以降の公式（セリフ）は，「両腕が重い−両脚が重い−両腕両脚が重い」とまとめていく。同様に⑦は，「右腕が重い（1回のみ）−両腕両脚が重い」であるが，⑥の「両腕が重い」「両脚が重い」をまとめて「両腕両脚が重い」になっている。

注79：「右腕が重い（1回のみ）」として「右腕が重い」が「両腕が重い」「両脚が重い」「両腕両脚が重い」の前に残っているのは，「これから始めますよ」という合図のような位置づけと理解してよい。

注80：練習の指導は，第1公式・第2公式と順に練習公式を進めていくのが基本である。第1公式から第6公式まで一気に指導する弘前大学方式と言われる方法もある。心身の健康度が高い場合は，この指導方法も採用される。経験的には，精神科領域で精神的な

不安定感が強い場合は，背景公式の練習をはずして，第1公式から順にステップアップしていく方がスムースに習得しやすいようである。

注81：佐々木・松岡らは元九州大学教授池見酉二郎氏の門下生であり，笠井は元筑波大学教授 佐々木雄二氏の門下生である。そのため，佐々木・笠井・松岡らの標準公式の内容は類似性が高い。筆者は元北里大学助教授中島節夫の門下生である。したがって，採用している公式内容は中島に準じている。

V

自律訓練法
——指導の実際

　実際に自律訓練法の指導を開始するまでのセッションにおいて，クライエントになぜ自律訓練法を習得することが必要なのかについて説明し，自律訓練法に取り組む意欲を高めておくことが必要である。

　また，初回指導時の当日は，どのような外部環境・内部環境を整えて練習を進めるか（p.53）やⅢ－1，2，3，4，5，6に記載した内容（pp.38-55：自律訓練法の導入の前に）について説明する。

　ここでは，仰臥姿勢による導入について紹介する。なお公式のステップは簡便法である。

1　標準練習導入の進め方

1）ベッドへ促す
　①「では，こちらのベッドに仰向けに横になって下さい」
　②消灯（または間接照明にする）。
　③タオルケットをクライエントがベッドに横になると同時にかけ，下半身を覆う。腕はタオルケットの上に出しておく。[注82, 83]

2）練習姿勢の説明
　①「それではまず，練習の姿勢を作りましょう」
　②「腕は身体から少し離しておいて下さい。腕の位置を身体から離したり近づけたりしながら自分が楽だと感じる位置を探してみて下さい。脚の位置も同様に少し広げたり閉じたりして楽な位置を探します」[注84]
　③「枕は低めのものを用意します。今，バスタオルを枕にしていますが，首にあたる部分に丸みをつけてあります。この丸みをはずし平らな状態にしてみましょう。……ではまた丸みをつけてみます。丸みがあるとき

とないときの感じの違いがありましたか。首の緊張を少なくするには，枕の厚みがないほうがよいのですが，そうすると，枕の低さに違和感を持ちやすいようです。そこでバスタオルの首にあたるところに丸みをつけるようにすると，違和感が少なくなります」

④「そして目を閉じて，唇は薄く開いておきます」

⑤「はい，これが練習のときの基本の姿勢です」注85，86，87，88

3）練習の一連の流れの説明

①「それでは練習の流れを説明します」

②「はじめに，2〜3回ゆったり呼吸をします。はい，吸ってー，ふーっと吐いてー，はい，吸って，ふーっと吐いてー」

③「この呼吸は体操の時にやっていた深呼吸とは違います。ゆっくり呼吸を吸っていきます。このときは，息苦しさを感じない7〜8分目のところまで吸っていきます。息を吐くときも同様にゆったりと吐いていきますが，この時も7〜8分目にします」

④「ゆったり呼吸を2〜3回したら，公式（セリフ）を頭の中で4〜5回繰り返します。セリフの内容はあとで説明します」

⑤「セリフを言い終わった後，両手の開閉を5〜6回，ついで握りこぶしを作って，腕を4〜5回屈伸し，背伸びを1〜2回（消去動作をやって見せる），ゆっくり呼吸を1回行います。これを消去動作といいます」

⑥「最後に一回，ゆっくり呼吸をします。はい。吸って，ふーっと吐いてー」「これが一回の練習の流れになります」

⑦「まず，2〜3回ゆっくり呼吸をして，それからセリフを頭の中で4〜5回繰り返します。セリフを言い終わったら，両手の開閉を5〜6回，ついで握りこぶしを作って腕を4〜5回屈伸し，背伸びを1〜2回。最後に1回ゆっくり呼吸をして練習を終えます」

⑧「この消去動作は，練習を終えるたびに必ず行なうようにします。自宅での練習中の不意の来客で練習を中断する時も消去動作を行なってから起き上がるようにします」

4）公式（セリフ）の説明

（説明の前に利き腕を確認する）

①「利き腕はどちらになりますか？」 クライエントからの申告を確認した上で利き腕から公式（セリフ）を説明する。

②利き腕が右腕であれば，「……はい，それではセリフは，右腕が重い，左腕が重い，両腕が重い，の順になります」

③「セリフは声に出さずに頭の中で4〜5回繰り返します。セリフを言うときは，できれば呼吸に合わせて息を吸いながら『右腕が〜』と言い，息を吐きながら『重〜い』と言うようにすると重い感じを自覚しやすいです。呼吸に合わせて『右腕が〜……重〜い』ですね」

5）練習を体験する（1）

「練習する前の血圧・脈拍を調べておきましょう」

（血圧測定）

①「それでは，私が合図をしますから一度練習をしてみましょう。私がセリフを言葉にするときに，一緒にセリフを頭の中で言って下さい。私はセリフを言葉にしますが，ご自身は声に出さずに頭の中でセリフを言うようにして下さい」

②「はじめに，2〜3回ゆっくり呼吸をしましょう。はい，吸って，ふーっと吐いて，はい，吸って，ふーっと吐いて〜」

③「（胸郭や腹部の呼吸に伴う上下運動を確認しながら）右腕が〜重い〜，右腕が〜重い〜，右腕が〜重い〜，右腕が〜重い〜（以下，右腕が重い×4〜5回），左腕が〜重い〜，左腕が〜重い〜，左腕が〜重い〜，左腕が〜重い〜（以下，左腕が重い×4〜5回），両腕が〜重い〜，両腕が〜重い〜，両腕が〜重い〜，両腕が〜重い〜（以下，両腕が重い×4〜5回）」注89, 90

（血圧測定）

④「はい，それでは，両手の開閉を5〜6回，ついで握りこぶしを作って腕を4〜5回屈伸し，背伸びを1回します」

⑤「最後にゆっくり呼吸をします，はい，吸って，ふーっと吐いて〜」

6）練習合間の説明（1）

①「はい，練習を1度やってみました。『右腕が重い』というセリフは，『私の右腕は力が抜けて重く感じる状態になっている』という意味です。そ

れを『右腕が重い』というセリフにしてあります。右腕の力が抜けてい
　　ることを確認するためのセリフですから，重くしなければとか，力を抜
　　かなければというように気負わずに，頭の中で淡々とセリフを繰り返し
　　ていきます」
　②「それでは，もう一度練習をしてみましょう。今度は公式を暗唱してい
　　る時にさりげなく意識を右腕に向けてみて下さい。「右腕が重い」とセ
　　リフを暗唱しているときの右腕にどういう感覚があるかを軽く意識しな
　　がら練習してみましょう」

7）練習を体験する（2）

　①「それでは，合図をしますのでもう一度練習をしましょう」
　②「はじめに，2〜3回ゆっくり呼吸をします。はい，吸って，ふーっと
　　吐いて，はい，吸って，ふーっと吐いて〜」
　③「(胸郭や腹部の呼吸に伴う動きを確認しながら)右腕が重い×4〜5回,
　　左腕が重い×4〜5回，両腕が重い×4〜5回」
　（血圧測定）
　④「はい，それでは，両手の開閉を5〜6回，ついで握りこぶしを作って
　　腕を4〜5回屈伸し，背伸びを1回します」
　⑤「最後に1〜2回ゆっくり呼吸をします，はい，ふー」

8）練習合間の説明（2）

　①「どんな感じがしました？……そうですね，……セリフを言ってみると,
　　言葉通りに重く感じる，指先の輪郭がハッキリしない，腕がベッドに沈
　　み込んでいく，温かくなる，などを感じます。また，頭がボーっとして
　　眠くなる感じ，セリフを何回言ったかわからなくなることもあります。
　　どのような体感が正しいとか正しくないというものではありません。ご
　　自身はどのようなことを体感するかそれがわかればよいのです」
　②「セリフを言っているときと，言っていないときに何らかの変化があれ
　　ばよいのです。それではもう一度やってみましょう。ご自身はどのよう
　　な感じになるか確かめてみましょう」

9）練習を体験する（3）

①「それでは，合図をしますからもう一度練習をしましょう」

②「はじめに，2～3回ゆっくり呼吸をしましょう。はい，吸って，ふーっと吐いて，はい，吸って，ふーっと吐いて～」

③「（胸郭や腹部の呼吸に伴う動きを確かめながら）右腕が重い×4～5回，左腕が重い×4～5回，両腕が重い×4～5回」注91, 92

（血圧測定）

④「はい，それでは，両手の開閉を5～6回，ついで握りこぶしを作って腕を4～5回屈伸し，背伸びを1回します」

⑤「最後に1～2回ゆっくり呼吸をしましょう，はい，ふー」

10）練習中の身体・精神的反応の確認

①「どうでしたか……セリフを暗唱していない時と暗唱している時に何らか違いが感じられましたか？（または，ありましたか，わかりましたか）。（クライエントの反応を受けて）それでいいですよ」

②「不快に感じることはありませんでしたか？」注93, 94, 95, 96

11）ベッドから起きる

①（ベッドに腰掛けた状態で）「今の身体の感じはいかがですか？　頭はスッキリしていますか？　だるさはありませんか？」

②「特にない」との回答であれば，練習回数，記録表の書き方の説明へ進む。

③「頭がボーっとする，だるい」との回答がある場合，横になった姿勢に戻すか，腰掛けた姿勢のままで，背伸びをする，または腕の屈伸をするなど消去動作を追加する。注97, 98

④ベッドから面接用の椅子に戻る。

12）1日の練習回数の説明

「この3回を1セットとして，一日3セット，朝，昼，眠る前などにやってみて下さい」注99, 100

13）どのような体感的変化があればよいのかを伝える

導入時の3回の練習体験を通してクライエントにどのような体感的変化が

得られたかを確認する。「重く感じた」「ベッドの中に腕がのめりこんでいくような感じだった」「眠くなった」などの報告があれば，練習によってリラックスし筋弛緩状態が得られたことを意味する。また，「特別何も感じなかった」という報告もよくみられる。

「重感」「温感」などの練習中にどのような体感的変化が自覚できればよいのかについて，III-4 の内容（pp.50-52）を説明しておく。併せて練習を継続していくうちに体感できるようになること，練習していないときと練習しているときに体感的な差，精神状態の差に少しでも気づくことができればよいことを伝えておく。

体感できないという報告をする場合でも，練習開始時に測定した血圧・脈拍データ値が練習後に安定していることがある。その場合は，クライエントに，「特に何も感じないということでしたが，血圧・脈拍は安定してきています」と伝えて練習への意欲を高めるようにする。注 101, 102, 103, 104, 105, 106, 107

14）練習記録記入法の説明

（記録表（図 14）を提示しながら）

①「練習中の様子を簡単に記録して下さい。この記載内容は，練習がうまく進んでいるかどうかを確認するための資料となります。記入の仕方をご説明します」

②「用紙のこの部分（p.92：①②を示しながら）を見て下さい。この枠の月日は練習をした日，そして練習した時間を記入します。練習は 1 回目から 3 回目まで連続して行い，練習がひと通り終わった後に 1 回目にどのような感じがあったのか，2 回目は，3 回目は，とそれぞれの回の練習中に感じた気持ちや身体の反応について③のところに記入していきます」

③（p.92：③の上部枠の説明欄を示しながら）「練習しているとどのような現象が起こるかは，ここに書いてあります。このような内容やそれ以外の内容でも感じた内容があれば記入します。

練習をすると頭がボーっとした半覚醒の状態になります。そのために練習中に起こった反応が 2 回目だったのか，3 回目だったのかうろ覚えということもあるかもしれません。ご自身が 2 回目の練習中に感じたと思われたら 2 回目の欄に，3 回目なら 3 回目の欄に記入するということ

氏 名：　　　　　　　様

練習公式　標準練習の第　　　公式

【練習のやり方、手順等】

（このスペースに練習中の公式内容を書いておくと、クライエントは公式を確認することができる。）

①右腕が重い	それぞれ4〜5回ずつ繰り返す
②左腕が重い	
③両腕が重い	
④消去動作	腕の屈伸4〜5回、背伸び1〜2回、深呼吸1回

本文①　　　本文②　　本文②　　　　　　　第　　　週　　　↓本文③
↓練習日　　↓時間、場所　↓回数

月／日	時間	練習	練習中に感じた身体の変化や心理的な変化（例えば、指先がジンジンする、まぶたがした、お腹がなった、体に力が入っている感じがする、イライラする、落ち着かない気分、た、仕事の事を考えた、など具体的に）	身体のメモ
8月	午前・午後 6 時頃 職場・自宅・他	1回目	寝起きでボーとしていてすぐに眠気が来た。	
		2回目	気が付いたら5分ほど眠っていた。	
		3回目	カーテン越しの陽ざしが気になり、少し落ち着かなかった。	
	午前・午後 時頃 職場・自宅・他	1回目	職場で練習できなかった。	
		2回目		
11日		3回目		
	午前・午後 11時頃 職場・自宅・他	1回目	練習開始後、翌日の仕事のことが気になり落ち着かなくなってしまった。	
		2回目	仕事のことが益々気になった。大事な仕事で失敗しないかと不安になった。	
		3回目	次第に落ち着かなくなり、練習中止した。	

図 14　記録用紙の記載法

でかまいません」

④「眠る前の練習を終えると，眠気が強くなっていることが多いので，練習を終えたらそのまま眠ってしまって，練習の記録は翌日に覚えている内容だけを記入するということがあってもかまいません」

⑤「練習と感じた内容を記入する時間がずれてしまうので，感じた内容を覚えておかなければいけない，忘れてしまったらどうしよう，と考えるかもしれませんが，練習中に感じた細かな内容まで記入しなければなら

ないと考えるより，大体どのような反応があったのかを記録するという程度に考えておきましょう」[注108]

⑥「練習中に不安・緊張感や痛みやしびれなどの身体の違和感があったときは記録しておいて下さい。もし違和感がある，または不快な現象が繰り返される場合は，次回の来室予定日まで待たずに連絡して，練習の進め方について相談して下さい」[注109]

⑦「身体の日記の項は，風邪をひいた，発熱○度，頭痛，腹痛，とても疲れている，生理中などの身体状況を書いて下さい。これを書いておくことで身体状況と練習中の心身の反応のあり方の関係に気づくきっかけになります。また，練習の進み具合が確認しやすくなります」

2　標準練習導入後の指導上の留意点

　練習を開始したのちは，重・温感などの各公式がより円滑に体感できるよう各公式の練習時のポイントを把握しておく，自律訓練体験が快適な体験になる工夫（不快な心身の反応を減らす），練習によって出現する肯定的変化に気づいてもらう，継続練習への働きかける，ことなどが重要である。

1）各公式の指導上の留意点

　各公式の練習上の留意点を以下に述べる。各公式を練習する前に，または練習がうまくいかないと訴えるクライエントがいた場合に参照して欲しい。

　また，自律訓練法を導入しても，各公式の練習を避ける疾患や状態（表9）があるので，注意しておく。

（1）背景公式「気持ちがゆったり落ち着いている」

　標準練習の各公式のベースとなる公式である。

　ただ，不安感や緊張感が高いクライエントでは，自分の感情状態と「気持ちがゆったり落ち着いている」という公式とのギャップがあるために，これを繰り返していると，逆に緊張感が強くなった，イライラ感が強まったと報告することがある。また，公式通りの状態になりにくいことで，「自分はうまく練習できない」という練習への失敗感をもち，練習への意欲を失ってしまうこともある。その場合は，背景公式の練習をせず，第1公式から練習を開始する。[注110]

表9　自律訓練法の準禁忌症（Relative Contraindication）

第1公式：重感練習
重症筋無力症（症状増悪の危険性がある）
第2公式：温感練習
アトピー性皮膚炎（痒み増悪の危険性がある）
蕁麻疹（症状増悪の危険性がある）
第3公式：心臓調整練習
訓練中・後に血圧上昇がみられる場合（高血圧症の場合には中止）
循環器疾患（受動的注意集中が困難）
第4公式：呼吸調整練習
過換気症候群（息苦しさ増悪の危険性がある）
気管支喘息（息苦しさ増悪の危険性がある）
呼吸器疾患がある場合（息苦しさ増悪の危険性がある）
第5公式：腹部温感練習
糖尿病（低血糖状態を引き起こす危険性がある）
消化性潰瘍の活動期（症状増悪の危険性がある）
妊娠・産褥中（切迫流産，切迫早産，産後出血の危険性がある）
第6公式：額部涼感練習
頭痛（症状増悪の危険性がある）
てんかん（症状誘発の危険性がある）
頭部外傷後後遺症（症状増悪の危険性がある）
頭部症状あるいは異常所見がある場合（症状増悪の危険性がある）
気管支喘息（息苦しさ増悪の危険性がある）

（日本自律訓練学会：自律訓練法の適用・禁忌再検討特別委員会。2010）[1]

　不安感や緊張感が高いクライエントの場合は，自分の感情状態と直接関連しない重感練習から指導を試みる方が抵抗なく練習することができる。

（2）第1公式（重感練習）
　①重感とは：述項（p.51）を参照。
　②重いという体感が生じない場合は，以下の項目についてチェックする。
　a．練習姿勢，練習時間，練習回数，練習環境は適切であるか。
　b．公式（セリフ）は，正しく用いられているか。
　c．公式（セリフ）暗唱の速度は適切か。
　d．受動的注意集中はできているか（能動的注意集中になっていないか）。
　e．練習によって生じる身体・精神的反応への完全さを求めたり，うまくいかないことに焦りはないか。

ｆ．練習開始前に見られた不安・緊張感や身体症状は強くなっていないか。

ｇ．練習をするときは，いつでも重感を「同じ程度」体感できないと「感じない」
　　と報告していないか。

ｈ．全く体感できないのか，時々感じなくなるということなのか。

ｉ．練習の際にイライラや不安感などの感情的反応が出現してないか。

ｊ．雑念（公式以外のことが頭に浮かんでいる）が多くなっていないか。

ｋ．生活環境に変化はないか。

ｌ．気になっていること（試験・業務上のスケジュールの切迫・トラブルなど），不安・
　　緊張感もたらす出来事はないか。

　　　これらを検討して，さらに１〜２週間練習してみる。上記の 12 の
　チェック項目は，重感練習以外の公式すべてに適用できる。

③重感練習を進めていく上での留意点：入浴後など身体的にリラックスし
　た状態があるとき（体感しやすい条件を整えて）に練習してみる。

　　　また，右腕・左腕それぞれに 10 秒程度ギュッと力を入れ緊張状態を
　作り，その後一気に弛緩させ，筋肉の緊張から弛緩へ移行していくとき
　の感覚の変化に気づかせた後に自律訓練法を開始するのも一法である。
　注111, 112, 113

（3）第２公式（温感練習）

①温感とは：第１公式の重感練習によって副交感神経が優位な状態になり，
　四肢の筋肉の弛緩状態が出現すると同時に，末梢の血流量の増加，皮膚
　温の上昇という生理的変化が生じる。その生理的変化を自覚するのが温
　感練習である。

②温感練習を進めていく上での留意点

ａ．血管運動神経の過敏な人は，まれに「腕が熱くなりすぎる」「頻脈」「めまい」
　　などが出現する場合がある。

ｂ．過敏反応がある場合は，練習時間を短縮する（公式（セリフ）暗唱の回数を減
　　らす），または減弱公式（「ほのかに温かい」「かすかに温かい」）に変更する。

ｃ．温感を感じないという報告がある場合でも，重感あるいは「スッキリ感」があ
　　れば温感を体感できないことにこだわらなくてよいことを伝える。注114, 115, 116

（4）第３公式（心臓調整練習）

①心臓調整とは：重・温感の体感ができるようになると，練習中の脈拍数
　は減少し，心臓の動きも規則正しくなっている。ここではすでに得られ

ているはずの「心臓が穏やかに規則正しく打っている」状態を確認する
練習である。

　脈拍は，心臓付近に限らず，体のどの部分で感じてもよい。心臓以外
では，頸部，手首部，腹部，鼠蹊部などで感じられる。

②心臓調整練習を進めていく上での留意点

ａ．心臓疾患，または心臓に強い不安を持っている場合は練習しない。

ｂ．この公式を開始して心臓に関連した不安，頻脈，けいれん様の痛み，血圧の急
　激な低下，脈拍の著しい減少などがある場合は，この練習は中止し，第４公式に
　進む。

ｃ．脈拍を「太鼓を叩いているようにどーん，どーんと聞こえてびっくりした。怖
　い感じがする」と強く体感したことに驚き，不安を訴えるクライエントもいる。
　その場合は，「規則性」の部分をはずし，公式（セリフ）を「心臓が穏やかにうっ
　ている」とする。

（5）第４公式（呼吸調整練習）

①呼吸調整とは：心臓調整練習と同様に，重・温感練習によって得られて
　いる穏やかな呼吸状態に気づく練習である。

　練習が進み，リラックス感が得られはじめると，呼吸は自然に腹式呼
吸に変わっており，呼吸回数の減少とゆったりとした呼吸になっている。
第４公式の練習では，気持ちが落ち着き，呼吸がゆっくりと楽になって
いることを感じるだけでよい。

　呼吸は，随意神経系と不随意神経系との二重の支配を受けているので，
この練習で呼吸を意識しすぎると，息苦しく感じることがある。呼吸の
仕方に注意を向ける必要はなく，練習はただ公式を繰り返すだけと伝え
た方が，スムースに進みやすい。

②呼吸調整練習を進めていく上での留意点

ａ．気管支喘息，過換気症候群，パニック障害など呼吸器系の疾患や機能的障害が
　ある場合は，この練習は避けるか，慎重に行うことが必要である。

　呼吸調整練習を回避した場合は，第６公式の指導後に練習を試みてもよい。そ
れでも息苦しさを報告する場合は，この公式の練習はしない。

ｂ．呼吸調整練習で息苦しさを感じる場合は，

　・呼吸器疾患や機能性障害の有無を確認する

　・枕の高さが適切かどうか（高すぎる場合は気道を圧迫しやすい）

　・腹式呼吸にならなければいけないと意識しすぎていないか

　・ゆっくり呼吸しすぎていないか

を確認する。これらを確認してもなお息苦しさを報告する場合は，呼吸調整練習を中止し，第5公式へ進む。

（6）第5公式（腹部温感練習）

①腹部温感とは：「おなかが温かい」の「おなか」とは太陽神経叢（腹腔神経叢）のことをいう。太陽神経叢は，お腹の中のさまざまな臓器へ分布している自律神経が集まってつくられたもので，胃・腸，肝臓，腎臓，膵臓，脾臓など大腸以外のほとんどすべての内臓を支配している。

　腹部温感練習は，消化管をはじめとする内臓機能を調節するものである。腹部温感練習はこの太陽神経叢の活動を活性化するものである。太陽神経叢の位置する場所（みぞおちと臍の中間，お腹の底の方，背骨に近いあたり）に軽く注意を向け，ほのかな温かみをイメージする。

②腹部温感練習を進めていく上での留意点

ａ．腹部温感を体感するのは難しい。両手を腹部に置いて掌の皮膚温が「おなかの底」の方に伝わっていく感覚をイメージしながら「おなかが温かい」と繰り返す方が体感しやすい。

ｂ．胃痛・腹痛・吐き気など不快な症状があれば中止する。

（7）第6公式（額部涼感練習）

①額部涼感練習とは：額部涼感練習は標準練習の仕上げともいえる練習である。古来，東洋では「頭寒足熱」が体に良いとされてきたが，その状態をつくる練習である。額部の練習「額が涼しい」は自覚しにくい。閉眼して額を手で軽く扇いで風があたる感覚を実感したり，額部を風が心地よく吹き抜けているイメージを思い浮かべながら練習する。注117, 118, 119, 120, 121

②額部涼感練習を進めていく上での留意点

ａ．てんかん，脳損傷がある場合は，この公式の練習は避ける。

ｂ．「涼しい」の代わりに「冷たい」と公式を言い換えてしまうことがあるが，頭痛を引き起こすことがある。どの公式の練習を行う場合であっても基本的に公式（セリフ）の変更はしないことが望ましい。

ｃ．額部への注意集中が強くなりすぎると，こめかみの圧迫感や痛みが生じることがある。

2）練習がどうしてもうまくいかないと感じるとき

第1公式，第2公式の練習では，「重く」「温かく」感じるのは難しいものではない。だが，第5公式・第6公式では，どういう状態が望ましいのかがわからない，練習を繰り返しても腹部温感・額部涼感が体感できないというクライエントは多い。自律訓練法の標準練習は，第1公式から第6公式までの6公式で構成されているが，これら6公式の全てが体感できなければ練習成果がない，ということはない。

第5・第6公式に限らず，どうにもうまく体感できない公式がある，ある公式を練習すると息苦しくなるなど不快感を伴う場合は，自分がうまく練習できる公式，例えば第1・第2公式だけを繰り返し練習することでも十分に練習成果を得ることができる。

3）背景公式の取り扱い

健康者に自律訓練法を導入するとき，「気持ちがゆったり落ち着いている」を複数回繰り返し，ついで「右腕が重い」「左腕が重い」「両腕が重い」をそれぞれ4〜5回繰り返すようにする。つまり，背景公式（気持ちがゆったり落ち着いている）から始め，第1公式の練習へ進んでいくのが一般的な方法である。

だが，背景公式は練習内容に含めなくてもかまわない。というのは，イライラ感・不安感・緊張感が高い場合は，「気持ちがゆったり落ち着いている」と練習を開始すると自分の感情状態と練習内容とのギャップに困惑し練習が進まなくなってしまうことがある。そのため，ある時は背景公式から始めるが，感情が不安定であると感じる場合は背景公式の練習をせず，直ちに第1公式の練習を開始するというように臨機応変に変えてもよい。

不安感や緊張感が強いクライエントでは，練習導入当初は背景公式を指導内容に含めず，心身状態が安定してきた段階で指導することもある。注122

4）過剰な反応の取り扱い

（1）過剰な体感

自律訓練法は筋肉の弛緩した状態を作り，脳幹部の休息を促すことによって心身の調整能力を高めていく方法であるが，その過程で覚醒レベルが低下した変性意識状態が生まれる。変性意識状態下ではさまざまな心理生理的な

反応が現われる。

　中には，初回練習時に「腕や体がベッドに強く押し付けられる感じ」「腕が伸びていく感じ」「体が右（または左）に回転していく感じ」「凄く爽やかな感じ」「ふわふわっと舞い上がっていく感じ」などを報告するクライエントがいる。そのような場合は，以下のことを検討する必要がある。

①被暗示性が高い可能性：過剰な体感は被暗示性が高いときにみられる現象である。性格的要因であるか，退行しやすい病態をもつものか（人格障害，統合失調症など）の判断が必要である。

②公式（セリフ）の暗唱回数を減らす：公式（セリフ）の暗唱回数を減らすことで練習時間を短縮する，または練習姿勢を座位とすることでリラックスの程度を制限する修正を行う。

③練習継続の可否の検討：その後の練習経過を観察した上で，練習継続の可否や進め方を検討するなど慎重な対応が必要である。

（2）精神的反応（不安・緊張・イライラ感）

　不安・緊張・イライラ感などの精神症状が強い場合は，薬物療法によってある程度コントロールされていないと，自律訓練法の導入自体が困難である。

　自律訓練法の練習中または練習後に強い不安感やイライラ感が出現する場合は，その出現頻度や強度によって練習方法の調整（短時間練習，減弱公式など）が必要である。

①出現頻度が少なく，強度が弱い場合

ａ．その回の練習を一旦中止し，時間を置いて練習する。

ｂ．短時間練習（公式（セリフ）の回数を少なくする）に変更する。

②出現頻度が多く，強度が強い場合

ａ．短時間練習に変更する。

ｂ．減弱公式を採用する。

ｃ．仰臥姿勢から単純椅子姿勢へ変更する。

ｄ．練習開始時のゆったりした呼吸の回数を増す。

　などを検討する。

　　それでも不安・緊張・イライラ感などの症状がみられる場合は，薬物療法の効果が少ない可能性があり，主治医と症状コントロールについて

相談するよう勧める必要がある。

（3）身体的反応

①不快感を伴う自覚症がある：胸痛，頻脈，急激な血圧の変動などが生じる場合は，練習を中止する（身体疾患がないかチェックが必要である。改めて練習禁忌の可能性を検討する）。

②身体的疾患がない場合：短時間練習（セリフの回数を少なくする）へ変更する。

③身体疾患がある場合：消化器系の疾患（胃・十二指腸潰瘍，激しい痛みを伴う胃炎など），糖尿病，妊娠中の場合（安定期に入っていれば練習可能である）は練習を避ける。

④練習時に身体症状があるが練習後は消失する：練習中に腕・脚が痛み出すが，練習を終えると痛みが消失することがある。過去に捻挫や骨折の既往がある時にみられやすい。練習の妨げにならない程度の痛みであれば練習を継続してかまわない。このような痛みは練習が進んでいくにつれて消失していくことが多い。

⑤練習のたびに不快な症状がある：練習のたびに腹痛・関節痛などの不調が見られる場合は，潜在化していた症状が顕在化してきた可能性があり，痛みの原因検索が必要となる。

⑥ショック状態：ごく稀に練習中に血圧低下（ショック状態）を来たし，めまい，気が遠くなる，吐き気などが出現することがある。このようなショック状態が出現したら，練習を中止し，安静を保つことで回復してくる。ただし，経過観察中は適宜，血圧測定を行い慎重に観察することが必要である。

（4）練習への取り組みの姿勢

①強迫傾向や完全癖傾向があるクライエント：練習内容が体感的な変化が少ない場合に「まだ十分ではない」「この程度では不完全」と受け入れることができず，出現し始めた反応を否定しがちである。このためにむきになって明確な変化を求めて過度に熱心に練習をやりすぎてしまうことがある。また1日3回練習できなかったときや「重感」練習時に重感ではなく「温感」を感じることに「指導されたとおりにやっていない。できていない」ことにこだわり，失敗感を持つこともある。

②病歴の長いクライエント：症状緩和への強い期待が強く，繰り返し練習

すれば早くよくなるのではと考えて，１日の練習回数を増やす，過度に熱心になりすぎることがある。

　また，この場合は練習中に能動的注意集中となっていることが多い。

（5）練習記録

①記録内容が乏しい：当初より練習意欲が希薄な場合は，練習記録がほとんど記載されないことがある。

　練習は継続しているが途中から練習意欲が希薄になってくる場合は，練習開始当初に比較して練習記録の記載内容が単純化したり類似した記載内容が増加する。また，体感的内容の記載量の減少が目立つことがある。

　これらの傾向が認められた場合は，練習目的を再確認し練習への意欲を高める働きかけが必要である。

②記録内容が類似した記載である：１日３回の練習記録に「眠くなった」「重くなった」「暖かくなった」などの類似した記載内容が機械的に書かれているように見えることもある。また，１〜２週間同様の記載が続くこともある。練習していない場合でも練習したかのように記載していることも考えられ，練習目的を再確認する必要がある。

③記録内容が詳細でびっしり記載されている：強迫傾向や完全癖傾向があるクライエントは，こうした記載法となることが多い。この場合は，記録することにこだわりすぎていること（記載すべき内容に関心が強くリラックス状態を作るという目的とずれてしまっている）を示唆しており，練習が目指しているのは心身のリラックスした状態を作ることにあることを再確認する必要がある。

④体調不良との記載があっても練習している：発熱がある，腰痛がある，生理痛がひどいなど，身体的な不調があったとの記載があるが，練習記録が記載されていることがある。これは強迫的傾向を持つクライエントに多いが，症状コントロールへの過剰期待があることや練習すること自体がノルマとなっている可能性がある。

　体調不良がある時は，「１日〜２日練習を休んでもこれまでの練習の成果が消えてしまうことはない」ことを伝え，練習を休むことも必要な場合があることを伝え，継続しなければ効果がないという「思い込み」を解消することが必要である。

５）継続練習への働きかけ

　クライエントが継続練習しようとする意欲を高めておくための工夫が必要である。各公式の練習内容が円滑に習得されていくこと，練習中に不快な現象がなく自律訓練体験が快適な体験であること，リラックス状態で起こる心身の反応に気づいてもらう，練習を継続することで出現する心身の肯定的変化（例えば，入眠までの時間の短縮，熟眠感，疲労感の軽減など）に気づいてもらうことは，全てそのための工夫である。

　自律訓練法は，少なくとも２〜３週程度継続練習を行うことで，効果を実感する。即効性がないという方法であるためにいかにして継続練習への意欲を保たせるかが重要である。

　練習内容が円滑に習得されていくための工夫（p.106，V-5)），練習への違和感・不安感を抑える工夫），過敏な反応への対応（p.98，V-4)）過剰な反応の取り扱い），リラックス状態化で起こる心理・生理的反応（p.41：自律性解放現象）については，各項を参照して適切なアドバイスを行うよう心掛けて欲しい。

　ここでは，心身の変化の有無を確認するときの留意点について述べる。

（１）症状の有無の確認をしない

　不安感や緊張感，睡眠障害（入眠困難，中途覚醒，早朝覚醒，熟眠感欠如）などの症状緩和のために練習を始めたクライエントにとって症状の有無は重大な関心事である。

　「不安感は減りましたか？　緊張感は減りましたか？　眠れていますか？」のような質問は，「不安感はあります。緊張します。眠れるようになっていません」のような回答になりやすい。クライエントにとってはなくなって欲しい症状の「有無」を確認するような質問は症状が軽減してきていても「まだ不安になることがある」という意味で「不安感があります」と答えることになりやすい。

（２）症状の頻度・強度の変化を確認する

　そのため，さらに詳しく確認するために，クライエントが不安を感じることがあると答えた時は，「その不安感を感じる頻度や強さに変化はありませんか？　例えば，毎日不安を感じていたのに不安をあまり意識しないで過ごせる日があったり，不安を感じて動悸がしたり息苦しくなったり身体に力が入りすぎたりする症状の強さが幾分減ってきたように感じることはありませ

んか？」「寝つくまでの時間は少し短くなっている日はありませんか？　夜中に目覚めたとき，もう一度寝つくまでの時間は短くなっていませんか？」というような質問の工夫が必要となる。

　不安感の頻度・強度，睡眠障害の頻度・強度などの側面で変化がみられたら，それを肯定的変化であること，継続練習の成果が現われていること，症状の軽減はクライエントの毎日の努力によるものであること，を伝える。

3　不安が強いクライエントへの指導上の工夫

　精神科臨床で自律訓練法の適応対象となる疾患は，不安障害，身体表現性障害，睡眠障害，適応障害，パーソナリティ障害など多彩である。自律訓練法はこれらの疾患に伴う不安・緊張・イライラ感といった精神症状，睡眠障害，頭痛，めまい，動悸，呼吸切迫といった身体症状の軽減を目的として導入することが多い。

　自律訓練法は，決められた手続きに基づいて筋弛緩状態を作りだし，「脳幹部の休養を促進し」「心身の休息」「自律神経機能の安定」「精神および身体症状の緩和」を図っていく方法である。

　精神疾患の主症状のひとつは不安症状であり，不安症状が強いクライエントは緊張が高くリラックス状態（筋弛緩状態）を作ること自体が困難であることをよく経験する。このため精神疾患を持つ症例に自律訓練法を適応する場合は，薬物療法によってある程度の不安・緊張症状の軽減を行うことは必須条件となる。

　しかしながら，「薬を使いたくない」「薬に頼るのが怖い」と薬物療法への抵抗感を強く示すクライエントは比較的多く，このようクライエントに対して不安感・緊張症状を軽減する有効な援助技法として自律訓練法が選択されることになる。

　一方で，薬物療法への抵抗感は不安症状のひとつとも考えられ，このようなクライエントに自律訓練法を指導しても習熟がなかなか進まないこともよく経験する。こうした精神科臨床でみられる不安症状を強く示すクライエントへの自律訓練法の導入・展開での留意点について紹介する。

事例5　60代女性，主婦。全般性不安障害・うつ状態

〈主訴〉不安感と寂しさから一人でいられない。不安で落ち着かず家事ができない。現実感がない，遠くから自分を眺めている感じがある。意欲が湧かない。計画を立てられなくなった。

〈経過〉20代後半で結婚。間もなく第一子誕生。夫の転勤により，30代後半から5年間，海外に居住。滞在3年目に「怖い，怖い」と恐怖感を訴えるようになり，現地で精神科を受診し，薬物療法とカウンセリングを受けた。薬は服用しなかったが約半年後に症状は消失。40代前半で帰国。その後は精神的に安定して過ごしていた。

X年11月，父が死亡。葬儀後，実家から帰宅。「家が暗く見えて，寂しい」と感じた。その後，入眠困難を自覚するようになった。11月下旬，不眠のため精神科を受診し，「神経過敏症」と言われた。エチゾラム（デパス）を飲むと，「自分が分裂しちゃった，おかしくなった気がし」，以降，薬の服用に恐怖感を持つようになった。薬が強すぎる・合っていない，それは精神科の病気ではないことを意味していると考え，脳腫瘍や更年期障害を疑い，脳神経外科，婦人科を受診した。しかし，異常は指摘されなかった。

1）初回面接時の状態

X＋1年4月，夫に伴われて来室。前年11月の精神科受診後の血圧・脈拍，服薬内容，服薬後の身体的反応を詳細に記載したノートを持参し，時系列に沿って細やかに説明した。経過を説明しながら，頻回に「そうよね？　あなた」と夫に同意を求める。夫の腕をつかみ，「不安感が強い。不安感や寂しさから一人になれない。何もできない。現実感がない」「薬を飲むと首の後ろから空気が抜ける感じがする。薬を飲むとめまい，動悸がして余計に具合が悪くなる。怖いから薬を飲みたくない」と不安感と服薬への不安を訴えた。

本人は「今思えば病院へ行った時に病気だったかどうか疑わしい。主治医から伝えられた『神経過敏症』という病名はない。無理に病名をつけたのではないか？」という。

また，「薬を飲まずに治す方法があると保健所の先生から聞いた」と服薬しない対処を執拗に要請した。薬や主治医への不信感・不安感が強く，また自分の症状は薬によって作られたものと考えていた。

2）初回面接時に伝えた内容

①不安感や睡眠障害をコントロールする手段として自律訓練法があること

②自律訓練法はリラクセーション法であり，リラックスすることで心身の休息を図り，身体・精神症状を緩和していく方法であること

③自律訓練法の練習内容は難しいものではなく，心身のリラックスした状態を作ることは容易であること

④ただし，不安が強い場合は薬を服用せずに自律訓練法だけでコントロールすることは難しく時間がかかること

⑤本人の状態として不安が強いため，服薬しながら練習する方が，効率よく症状を軽減できること

を伝えた。しかし，本人は薬を使わない方法に強くこだわった。

3）自律訓練法導入の目的

　このクライエントは，不安症状に振り回され，日常生活を円滑に送ることができなくなっている。

　自律訓練法は不安感とそれに付随して出現した症状を，自らの努力によってコントロールし，日常場面で行動を自由に選択できるという自信を回復することを目的に導入した。

　自律訓練法の練習中や練習直後に不安を感じないでいられる時間があることを体験させ，「不安で居ても立っても居られない，どうにもならない」という受け止め方（不安への対処不能感，無力感）から，「不安を軽減」できるという体験（対処可能感，自己効力感を高める）を持つことができるようにしていくことである。

4）不安感が強いクライエントへの指導時の工夫

　不安症状の強いクライエントに自律訓練法を導入する際の工夫は，

①練習中の不安感をどのようにして少なくするか

②不安感を感じない時間が増えるという練習成果をいかに速やかに実感させることができるか

という点にある。

　不安感が強いクライエントの場合は，不安症状のために練習すること自体が困難となっていることが多い。ある程度不安症状がコントロールされてく

ると他の症状や状態をもつクライエントと指導法に大きな差はないので，ここでは練習導入初期の留意点を中心に紹介する。

5）練習への違和感・不安感を抑える工夫

本事例に自律訓練法を導入するにあたって行った工夫を紹介する。

① BGM

音楽を煩く感じたり，音楽が気になりイライラ感・落ち着かない気分になると訴えることがよくある。練習開始当初は，BGM はない方が望ましい。

②イメージの想起

練習を効果的に進めるために，日向ぼっこ，素敵な景色を思い浮かべるといった指導をすることがあるが，不安感が強いクライエントは，イメージを浮かべること自体が困難になっていることが多い。

また，「イメージが浮かばないから練習がうまくいかない」という受け止め方を避けるために，日向ぼっこといったイメージを取り入れない方がよい。イメージは不安症状が軽減してきた段階で取り入れる方がよい。

③練習開始時の呼吸

筋弛緩と安静感を得るために数回ゆったりした呼吸から始めるが，不安感がある場合は呼吸自体が速く浅くなっていることが多く，息苦しいと報告するクライエントがいる。そのような場合は，「ゆったりとした呼吸」を導入せず，直ちに公式練習を開始することが望ましい。

④背景公式

背景公式は，クライエントが体感している不安感と，背景公式の「気持ちが落ち着いている」との間にギャップがある。そのため公式への違和感・イライラ感を強めたり，「気持ちが落ち着かない」と練習への失敗感を強めることがある。背景公式は指導しないで直ちに第1公式（重感練習）を導入する。注122

⑤練習時間

公式（セリフ）の暗唱回数を少なくし，できるだけ短時間の練習とする。これはリラックスすることによって出現する自律性解放現象（不安感，イライラ感など）を少なくするためで，練習中の不安感を感じることを少なくする工夫である。不安症状が少なくなってきたら通常の練習時間とする。

⑥練習回数

　練習時間を短縮することはリラックス感が得にくくなる。そのため練習回数を増やすことでリラックスしている時間を増やすことになる。不安感が強い時期は練習開始当初は練習時間を短くし，安定感が増すに従って時間を延ばし練習回数も通常に戻すことが望ましい。注123

⑦練習姿勢

　不安感が強いときには落ち着かず安静にしていること自体が難しく，仰臥姿勢より筋肉に適度の筋緊張が残っている単純椅子姿勢や安楽椅子姿勢で練習を開始する方がよい。

⑧半眼

　自律訓練法の練習は，閉眼し視覚的刺激を少なくし，自分の心身の状態に関心を向けるようにするが，不安感が強いクライエントでは目を閉じていること自体が不安を生みやすく，また外部の刺激を少なくすることが不安を強めたり，動悸や息苦しさといった身体感覚に過敏になりやすい。

　このため，一部の者では半眼（うっすらと目を開けた状態で）で練習することがある。これも不安感が軽減してきた時点で通常の閉眼の練習に戻していく。

6）リラックス感を体感させる工夫

①練習前の筋緊張

　右腕・左腕，右脚・左脚個別に，または両腕・両脚に一度力を入れて緊張させた後に弛緩させ，過緊張を和らげておく。

②腕の位置

　腕をひざの上に置かず脇に垂らしておくようにする。腕をひざに置くより重感を体感しやすい。

　この①と②は重感を実感しやすい効果がある。注124

③練習ステップ

　不安感が強いことは，練習内容が変化することへの適応力が低下していることをも意味している。このため，1〜2週で練習内容をステップアップすると新しい内容がうまくいかないのでは？　という不安感や緊張感が高まることがある。各練習ステップを3〜4週間続けるようにゆったり進めることもある。

④公式の発声による練習

指導の場でクライエントに練習してもらう時，指導者は公式（セリフ）内容を伝えるが，練習中はクライエントが主体的に練習を進めるのが基本である。ただし，クライエントの不安感が軽減され自宅での練習がスムースに進むようになるまで練習指導時に指導者が公式（セリフ）を言うようにする。

これは，自律訓練法の練習をすることによって不安感が軽減されることを実感させる。また練習効果を実感させ練習へのモティベーションを高めることを意図している。注125, 126, 127

⑤練習場所

指導者がいる場所の方が安心して練習できるという場合は，指導室での練習を長めにする。これは，安心感のある場所で練習することで，自律訓練法はリラックス感が得られる方法であることを自覚させることを意図している。不安・緊張感が強い時には，指導室ではリラックスできないことが多い。この場合は，指導室での練習時は練習のポイントをアドバイスすることを中心とする。

7）練習後に肯定的な変化を確認し，意識化させる工夫

①練習中や練習直後に不安感の有無や程度を確認する

症例のクライエントは，練習中には不安を感じない，また，練習後2～3分は不安は感じないと報告していた。ただし，練習中に「落ち着かなくなること」があり，その場合は，練習を速やかに中断するよう伝えておく。

②不安を意識しない時間が増えてくればよいと伝える

練習後に数分間だが練習することによって不安がない時間ができていることを確認し，不安感の自覚がない時間が増えてくればよいことを繰り返し伝える。注128

③その他の自覚症状の変化を確認する

クライエントは自分のこだわっている症状のことばかり話題にすることが多々ある。症例のクライエントは入眠に要する時間が当初の約1時間から30分程度に短縮しており，これらの変化に気づかせ「改善が始まっている」ことを意識させるようにする。

④肯定的変化を伝え，継続練習を促す

肯定的な変化を確認し，その変化は練習を続けたことによる成果である伝

える。このことは，練習へのモティベーションを高めることを意図している。不安感が強いクライエントは，事態を否定的に受け止める傾向が強いため肯定的な変化を強調しすぎると，一時的に症状が強くなったとき，「うまくやってきたのにやっぱりダメだ」と否定的評価に大きくブレてしまうことがあるので，強調しすぎないことも必要である。

　不安感が強いクライエントに自律訓練法を適用していく上での工夫をいくつか挙げたが，大きくは，

　①背景公式の回避
　②半眼での練習
　③練習時間を短縮し，安定してきたら通常の練習時間に戻す
　④当初は公式を指導者が声に出して指導する
　⑤クライエントが自ら練習する際にも公式（セリフ）を声に出して，不安感の出現
　　を抑える
　⑥些細な現象であってもポジティブな変化に気づかせる

　の6点である。

8）事例の指導経過

　クライエントにはこれまで2カ月余りの間に5回指導を行ったが，この段階でも四肢の重感練習を行っている。

　4回目からは「不安だけど薬を飲んできました」というようになった。「今は1日1回飲んでいます。以前は3〜4週間薬を飲まずにいたのにこんなに飲んで大丈夫なのかと不安になりますけど」と言いながらも当初の服薬への恐怖感や抵抗感は軽減してきている。現在でも，胸苦しさを更年期障害に伴う微小血管狭心症ではないか，脳血管の問題ではないかなど身体疾患にこだわっていたり，また服薬していても不安や寂しさが強まることがあるため，治らないのではないかという不安感を強く訴えるが，練習中や練習終了後の不安を感じないていないという時間も徐々に長くなってきており，一定の効果を挙げつつある。[17]

　注
注82：自律訓練法の練習中は，掛物をしないのが基本である。ここでタオルケットを用

意して練習の導入を行うのは以下の理由による。仰臥姿勢はクライエントはベッド上に横になっている。クライエントにとって仰臥姿勢は無防備な状態であり，不安感や緊張感をもたらしやすい。掛物を用意するのは指導場面での無用な不安や緊張感を軽減し，練習の進め方に関心を向けやすくするためである。

注83：掛物は，腰部から脚先まで覆うようにする。クライエントがベッドに横になると同時に掛物で下半身を覆うようにする。このことが他人の前で横たわる無防備感とそれに伴う不安・緊張感を軽減する。

注84：仰臥姿勢を指導する時，指導者はクライエントの腰から下の方で位置をとり，約1.5メートル程度離れた場所に立った方がよい。この位置は，クライエントに緊張感・圧迫感を与えにくい場所である。

注85：掌の向きにこだわる人もいる。その場合は，掌を上向きにしたとき，下向きにしたとき，少し立て気味にしたとき，の3パターンで自分の楽な置き方を確認する。（p.73-74）

注86：練習導入当初は膝枕を使用しない方法を説明する。これは練習時に膝枕を用意しなければならないと感じる煩わしさを避けるためである。

注87：肥満気味の人の場合は，膝枕を用意した方がリラックス感を得やすい。ただし，当初は膝枕を用いず練習する方法の説明にとどめておく。複数回の練習でも身体感覚の変化が自覚されないときに，膝枕を入れた指導を試みる。

注88：練習の回数が進んでも筋弛緩（重・温感などの身体反応）が得られない場合は，膝枕を取り入れたほうがよい。練習が能動的注意集中になっていないかのチェックも必要である。

注89：ここでは練習の進め方の説明を，「まず全体の流れを説明する（p.87：3）」「公式（セリフ）を説明する（p.87：4）」「公式（セリフ）のいい方の説明をする（p.88：5）」「さりげなく腕に関心を向ける（p.88：6）」のように分割して行っている。各回の練習ごとにどのようなことに気づいて欲しいかを分割して説明した方が理解しやすいようである。

注90：練習体験1・2・3と進めていくうちにクライエントから「右腕は重い感じがします」「左腕の方が……」という報告がある。より強く感じた腕が最初に報告した利き腕と異なる場合は，乳幼児期に利き腕が修正されている可能性があり，この場合は利き腕の報告内容が異なることがある。ボールを投げるときに左右同じ程度に投げられるようであれば，より強く体感した左腕を利き腕」として公式（セリフ）の順番を修正する。

注91：練習中の呼吸はゆったりしていることが多いので，クライエントの呼吸に合わせて公式（セリフ）を繰り返す。時に呼吸のテンポが速い人がいる。その場合は，呼吸2回に1回の公式（セリフ）を言うようにする。例えば，1回目の呼吸（吸う）にあわせて「右腕が〜」2回目の吐くのに合わせて「重〜い」と言うようにする。呼吸が速い人では，その人の呼吸リズムに合わせてしまうと，公式（セリフ）のテンポが速くなりすぎてしまうため，リラックス感が得にくくなる。これを避けるための工夫である。

注92：指導者が公式（セリフ）を言葉にしながら練習することに自律性の原則（自分自身で公式を繰り返す）が崩れてしまうという指摘がある。公式（セリフ）の言い方（リズム），練習時間などのイメージを共有するモデルを呈示するという意味において指導開始当初の数セッションに指導者が公式（セリフ）を声に出して提示しながら進めてい

く方が練習方法の習得を容易にする。ただし，毎回の指導セッション毎に指導者が声に出すというのではなく，数セッション後はクライエントが自分のリズムで練習を進めていくよう促すことが必要である。

注 93：過去に骨折や捻挫した経験があるクライエントは，その身体部位に軽い疼痛を自覚することがある。また，症状として胃部の不快感，胃炎などがある場合は，胃痛や嘔気を自覚することもある。不快感や痛みを自覚するとの訴えがある場合は，公式（セリフ）の回数を少なく（4～5回を2～3回に）して，不快な身体反応が出現するか否かを確認し，練習に伴う不快感の軽減を図る。

注 94：練習中にイライラ感や不安感が強くなり，落ち着かないとの訴えがある場合にもセリフの回数を少なくしてみる。

注 95：不安が強くなるという報告がある場合は，半眼で練習してみるか，仰臥姿勢から座位（安楽椅子姿勢，単純椅子姿勢）への練習姿勢の変更を検討する。

注 96：呼吸をゆっくりすると息苦しいと訴えるクライエントもいる。この場合はセリフの前に行う数回の「ゆったりした呼吸」を中止し，直ちに公式（セリフ）に入ったほうがよい。

注 97：練習中に最高血圧が 100 を下回る水準まで低下する場合は，公式（セリフ）の回数を少なくする。

注 98：ボーっとする，だるさがあるという場合は，腕の屈伸・背伸びなど消去動作を増す，セリフの回数を減らす，ことで対応する。

注 99：日中勤務場所に練習環境がない場合は，朝・夜（就寝時）の2回にすることもある。

注 100：朝・昼の練習は難しいとの報告がある場合は，1日1回（就寝時）の練習にとどめることもある。1日3回の練習が望ましいが，指導者は3回にこだわり過ぎず，クライエントに少ない回数でもできるだけ継続することを促す。

注 101：練習各回毎に測定した血圧・脈拍のデータをフィードバックすることで，練習を進めることによる心身の機能の変化に気づかせやすい。このことがモティベーションを高めることにつながる。

注 102：朝の練習が難しい場合は，通勤時の電車・バスの中で座位での練習を勧めることもある。ただし，その場合は消去動作に工夫が必要である。例えば，左右の指を組んで掌を前にして腕を前に突き出す動作（p.77：消去動作）を2～3回繰り返す。その時，同時に背筋を伸ばす。

注 103：1日3回の練習は，必ずしも決まった時間に練習する必要はない。毎日の生活のリズムの中で練習できそうな時間に練習するつもりでよい。

注 104：自律訓練法の導入までに数回の面接セッションがあったとしても，人前で慣れない練習を初めて経験しスムースに筋弛緩状態をつくることは案外難しい。したがって，「何も感じない」という報告をするクライエントは，単純に練習や指導の場に慣れていないためであることも多い。自宅練習では体感できるということであれば特別の介入の必要はない。他の要因として自覚的な不安や緊張感が高い，防衛が過剰である（身体化障害）などの可能性が考えられる。

注 105：導入時に過緊張（指の震え，顔面の強張り，発汗，呼吸リズムが速いなど）がみられる場合は，リラックス感が得られたかどうかを確認しないこともある。体感的変化が得られなかったことを自覚させることで失敗感や自分にはうまくできないのではな

いかという不安感を強めてしまう可能性があるためである。その場合は，「とりあえず，一連の練習の進め方を紹介しました。初めての場所で初めての経験をするのはとても抵抗があったかと思います。ご自宅でやると落ち着いて練習できると思います。今日やった要領で練習してみて下さい」と伝える。

注106：主訴に「動悸」といった循環器症状を持つ場合は，練習導入時に測定した血圧・脈拍データが必ずしも安定化するとは言えない。なぜなら血圧・脈拍を測定するという行為自体に緊張して，データが上昇することがあるからである。

注107：クライエントは血圧・脈拍の測定をしていることを承知しているので，安定化していない場合でも数値データを示しながら「今回の練習の時の結果は肯定的な変化が得られなかった。初めてで緊張していたのかもしれませんね。練習を継続することで安定してきますよ」と伝える。失敗感をもったまま練習を終わらせないようにする工夫である。

注108：「細かな内容まで覚えて記載しなければ」と考えると，練習していても「記録する内容を覚えておかなければ……」ということが気になり緊張し，リラックス感が得られないことがある。したがって，「体感内容を記載することも大事だが，まずリラックス状態を作ることがより大事である」と伝える必要がある。

注109：不快に感じる練習を繰り返し，自律訓練法への否定的イメージを定着させないために，また練習意欲を低下させないための工夫である。

注110：不安・緊張症状が強い精神科領域のクライエントには背景公式を指導しない，もしくは他の練習を先行指導し安定感が増した後で導入するのが一般的である。

注111：それでも重感が得られない場合は，そのまま次の公式へと進む。指導者がクライエントに重感が体感できるようにすることにこだわり，重感が体感できるまで練習を継続させることがあるが，重感の体感の有無にこだわりすぎる必要はない。

注112：重感は感じなくても練習後に，「気持ちがすっきりする」「爽やかに目覚めた時の感じ」「体が軽い感じ」など他の感じ方でリラックス感を得ていたり，重感は感じないが温感（「腕が温かい」）は感じるという報告はよくみられ，これらもリラックス状態が得られていることを示している。

注113：重感練習を行っていると，「腕や脚の弛緩してリラックスした感じがあるが，練習後に肩が凝ってしまう」と訴えるクライエントがいる。これは四肢の筋弛緩状態はあるが体幹部の筋肉の弛緩が進んでいないときに起こりやすい。練習を繰り返しているうちに肩こりも改善していくことを伝えておく。

注114：外気温が高い夏場は，練習開始時の手背部の皮膚温との差が少なく，温感を体感しにくい。逆に外気温の低い冬場は手背部との温度差があるために温感を体感しやすい。温感は季節要因の影響を受けやすいことに留意しておく。

注115：冷え症状があるクライエントの場合は，夏場でも外気温と手背部温との差があるため，練習による末梢の血流量の増加に伴う皮膚温の上昇を体感しやすい。

注116：血管運動神経が過敏なクライエントは，「腕がほてるように熱くなる」と訴えることがある。外気温が高い夏場に生じやすいことに留意しておく。必要に応じて減弱公式（「ほのかに温かい」「かすかに温かい」）を用いて，不快感を減らすようにする。

注117：額部涼感は額部のみ交感神経が優位に機能した状態を操作的に作るのである。腕・脚などその他の部位は，副交感神経機能が高まった状態を保っている。そのため，体感

しにくいことを伝えておく。

注 118：強迫傾向・完全癖傾向があるクライエントは，第 1 公式から第 6 公式までマスターできないといけないと理解し，うまくできるようになりたいと能動的注意集中になりやすく，これまでマスターしていた公式までできなくなったと訴えることがある。

注 119：第 5 公式までは順調にマスターしてきたクライエントが，第 6 公式でつまずいてしまい，自律訓練法がマスターできないと落込むことがある。この場合は，第 6 公式を省略した練習を続けるようにしてもかまわない。

注 120：指導者も第 1 公式から第 6 公式まで全てマスターさせなければと考えなくてよい。うまく体感できない公式をはずし，体感できる公式の練習を繰り返すよう伝えてよい。そのことは自律訓練法の練習が効果的に進んでいるという成功体験を持続させる工夫である。

注 121：第 3，4，5，6 公式の練習がうまくできないと報告するクライエントに対しては，第 1，2 公式の練習を繰り返すだけでも自律訓練法の効果を得られることを伝える。

注 122：背景公式の導入は，第 1，2 公式の指導後にすることや第 3，4 公式の後に行うことがある。また背景公式を練習しないままに標準練習を終えることもある。精神科領域のクライエントへの自律訓練法を導入する際にはこの背景公式を練習しない，または後回しにするということは特徴のひとつである。なぜなら精神科領域のクライエントは，不安症状は中核症状であり，不安感がないことは少ないためである。

注 123：クライエントの不安症状を改善したいという思いが強いときに，「繰り返し，多くやってもよいか」という言葉もよく聞かれる。このような練習への過度の積極さ（のめり込み）が，不安の現われと理解できる場合は，1 日 3 回に制限する。

注 124：ただし，腕を脇に垂らしておくと，強く重感を体感し，「腕が床の方に引っ張られて肩が痛い。怖く感じる」と報告するクライエントもいる。このような場合は，腕をひざの上に置くようにすると違和感は軽減する。

注 125：自律訓練法では，練習者が自ら公式を暗唱しながら練習を進めていく「自律性基本原則」がある。笠井はシュルツの以下の言葉を紹介する。「患者が練習しているうちは完全に黙っていることが絶対に必要である！　治療者が公式を声に出したり，暗示で援助したその瞬間に，自律性の原則は完全に破棄される」[18] と。

　　しかし，筆者は，不安感が軽減されて自宅での練習がスムースに進むようになるまで練習指導時に指導者が公式（セリフ）を言うようにしている。これは一時的な「自律性基本原則の棚上げ」であり，異論がある点である。

　　筆者が自律性基本原則を一時的に棚上げにすることの意図は，自律訓練法の練習によって不安感が軽減されることを実感させる。また練習効果を実感させ練習へのモティベーションを高めることにある。

注 126：公式（セリフ）は暗唱するのが基本である。不安感が強いクライエントは，一人で静かに暗唱していることで不安感が強まる（リラクセーション下における不安の意識化）ことがある。セリフを音声に出して自分の耳で聞きながら練習する方が不安は少なくなる（自分の声が聴覚を通して入ることで外部からの刺激を受けており，一定の緊張状態を残している。そのため内面の感情状態に関心が向かい過ぎることを抑制する：自己注目の抑制効果）と報告をするクライエントもいる。リラックス感を得させるために発声しながら練習するのも一法である。

注127：これらの原則からの逸脱は精神症状が強いことに伴う不安傾向がみられるなどの場合に行うものであって，いつでもだれにでも適応するというのではない。原則を踏まえつつクライエントの実態に併せて指導法を一時的に変更することは，臨床の場での援助には必要である。

注128：指導開始後1〜2カ月経過した後にも練習開始当初と同様に，「不安なんです」「眠れないんです」と報告する場合は，不安に感じた時の時間帯，どのような状況だったのか，不安感の持続時間，出現の頻度・強度を確認する。また同様に，入眠までの時間，中途覚醒の有無，再入眠までの時間などを確認する。練習開始当初と比較して肯定的な変化があればその点をフィードバックする。

VI

指導事例

1　高齢者への適応

　高齢化社会を迎えた今日，高齢者の心身の健康を高め，いきいきと生活できるようにする援助が必要とされている。高齢者への自律訓練法の適用は，若年層に比べて練習が進みにくい傾向はあるが不適ではないとされている[19]。また，70歳以上でも平均的な知能と充分な練習意欲があれば習得可能であるとの報告もある[20]。とはいえ，高齢者が自律訓練法の練習を継続し治療効果を上げるためには，それぞれの状態や症状に合わせた工夫も必要である。ここでは70歳代の事例を通して，高齢者への適用例を紹介する。

事例6：70代女性，主婦。全般性不安障害

　頭痛（締め付けられるような痛み，焼け付くような痛み，頭重感），身体の重さ（石臼を背負っているような，脚が鉛のような重さ），排便困難（毎朝排便に2時間かかる，「苦行」と表現）を主訴として心療内科クリニックに通院中である。主治医からカウンセリングを勧められていたが，クライエントはその気になれずにいた。

　受診にはいつも夫が同行していたが，クライエントが不調で夫のみが代理受診した時に，主治医から再度カウンセリングを勧められたため，夫が相談の申込をした。X年6月にカウンセリングを開始し，以降，毎回夫と一緒に来室している。

　頭痛は18年以上前（60歳代）からあり，当時は安定剤などの服用で改善していた。X－8年前の外出中に過呼吸発作を起こし近くの病院を救急で受診したが，まもなく発作はおさまった。その後，過呼吸発作を繰り返すようになり，そのたびに救急で受診していたが，精密検査を受けたほうが良い

のではないかと判断し，大学病院精神科を受診した。精査の結果，「不安神経症」との診断であった。パニック症状以外にも，頭痛，頭重感，血圧上昇，胸部不快感，腹痛，排便困難，倦怠感の訴えがみられた。また，不安・焦燥感が強くなり家に一人でいることができなくなったため，Ｘ－6年前に半年間入院した。身体疾患の有無を確認するため，ホルター心電図，トレッドミル，頭部 MRI などを施行したが，特に問題はなく，全般性不安障害との診断であった。

　Ｘ－3年前の大学病院への再入院時には，作業療法への参加やカウンセリングで一定の症状の改善が認められ，また，自律訓練法も指導を受けたとのことであった。

　退院後も引き続き外来を受診し，薬物療法注 129 が行われたが，症状は良くなったり悪くなったりを繰り返していた。その後，現在のクリニックに至るまで複数回の転院があったが，現在は主治医との関係は良好で受診した日は状態がいいとのこと。

　夫は治療に協力的で，まじめで几帳面なタイプである。カウンセリングに来室するときは，毎回，パソコンで作成した資料（「通院経過」）を持参する。夫は妻のケアをしているが，一方で管理しているといった印象が強かった。クライエントは「夫がいなければ何もできない」と頼っているが，同時に「いつも怒られてばかり」と不満もこぼしていた。夫は秩序立てて話を進めるが，クライエントは自分の話したいことを話すタイプで，自分でも「私はおしゃべり好きだけど夫は 1 日に 10 語しか話さない」と笑う。

　睡眠は 21 時就床，寝つきはよい。4 時起床，朝が一番つらく，特に「排便の苦行」が大変。夕方には元気になる。食欲はないが食べるようにしている。

　趣味は音楽鑑賞と絵画鑑賞で，趣味を楽しんでいる時は頭痛もなく調子がいい。

1）自律訓練法の導入

　さまざまな身体症状があるが，それらの症状は身体疾患に由来するものでなく，全般性不安障害に伴う自律神経症状である。そのため自律訓練法をはじめとしたリラクセーション法は効果があると考え，自律訓練法を導入することとした。ただし，自律訓練法導入は 5 回目の面接以降とした。クライエントはこれまでも主治医の変更を繰り返していたが，あまり話を聴いてもら

えなかったり厳しいことを言われたりすると，主治医に信頼感・安心感をもてなくなってしまうようであった。そのため，指導者とクライエントとの信頼感・安心感に基づいた良好な関係づくりが必要と判断したからである。

　自律訓練法は，面接時に指導者がクライエントに指導して，あとは日常的にクライエントが自分自身で行うものであるため，指導者とクライエントとの信頼感・安心感がもてないうちに導入すると，指導者に充分に自分を受け止めてもらえない，と感じるクライエントがいる。特にこのクライエントにはそのおそれがあった。そのため，まず傾聴をこころがけ，4回目の面接で「ここに来て話すとリラックスします」という発言が見られたのを機に自律訓練法の導入を伝えた。

　クライエントは，「治るものなら何でもしたい」と意欲が高かったため，自律訓練法への動機づけも比較的容易であった。Ｘ－3年に入院した大学病院で自律訓練法を習ったが，「練習内容や進め方も忘れてしまった」とのことであったため，自律訓練法の目指していることや効果・進め方について説明した。

　当初は2週間に1回，その後快復が確認できるようになった13回目以降は3〜4週間に1回のペースで面接を継続し，約1年半（計27回）で終結したケースである。

　自律訓練法導入時は，練習前と練習後の血圧を確認したが，練習後に少し低下した。自宅に血圧計があるため，しばらくは自宅での練習前後の血圧を確認するよう伝えた。練習姿勢は，「眠っている時の方が身体の重さの不快感がなくて楽」とのことであったため，仰臥姿勢を選択した。

2）練習経過と指導内容

　治療意欲が高く，強迫傾向も高いクライエントであったため，1日3回の練習を必ず行い，練習記録用紙も欠かさず記入し持参した。当初は「慣れないから上手にできなかった」「雑念が入ってしまった」「音で気が散った」といった感想が多かったが，1週間後くらいから少しずつ変化があらわれてきた。

　なお，練習中の「雑念」については，リラックスした状態にあるといろいろな考えやイメージが次々に浮かんでくることがあるが，「それは練習がうまくいっている（リラックスできている）ことを意味するので気にせず流し

ておけばよい」と伝えた。

　自律訓練法の練習公式は，重感練習－温感練習へと進んでいくが，このクライエントにとって，重感練習の「腕が重い」「脚が重い」という公式内容は，本人の主訴である「身体の重さ（石臼を背負っているよう，脚が鉛のように重い）」と不快な連想内容とつながりやすいこと，本人からも「重いというのは不快な感じ」という報告があったため，練習内容を第2公式の温感練習（「右腕が温かい－左腕が温かい－両腕が温かい」に変更して開始した。

　練習記録によれば，温感練習の開始後1週目には「両腕がほんのり温かい感じ」，2週目では両腕・肩・太もも・背中など身体全体に温感を得られるようになってきた。また，「腕の屈伸が気持ち良い」「練習を終わって伸びをするときにスッキリする」といった記載もみられた。

　時々「身体がほてる」「肩に力が入った」といった記載がみられた。これは几帳面・真面目な性格傾向を持つ者や被暗示性が高い者，練習に過度に熱心な態度をもつ者などにみられがちな現象である。そこで，本人が表現していた「ほんのり」という言葉を追加し，「右腕がほんのり温かい」という公式内容で練習することを促した。その後，「ほてる」といった過剰な反応は消失した。[注130]

　3週目以降，温感が安定して得られるようになった頃から，練習記録用紙の記載内容が「前回と同じ」「自律訓練はいつものようにできた」という内容へと変化した。その記事のあとにその日の日記のような記録が書かれるようになった。そのことについてクライエントから「日記のようになってしまっているがよいか？」と質問があったが，そこから日々の生活の中での変化や症状の改善などが読み取れるので，そのままの形式で続けることとし，練習時に気になる現象があったときには記載するよう伝えた。[注131]

　5週目以降，練習時の体感的変化は温感以外にも，頭痛が治まっている，イライラせず気持ちが落ち着く感じ，などが表現されるようになった。

　また，「四角い枡の中に丸い玉のようなものが浮かんでいる感じ」とイメージや映像が浮かぶことがあったり，「雑念が払われる感じで，集中できていると感じられた」と受動的注意集中の状態が無理なくとれるようになっていることが示された。[注132, 133, 134]

　しかし，自律訓練法を開始して2，3カ月経った頃，クライエントは，「これを続けていくとどうなるのか」「これで治るのか？」といった発言をする

ようになった。その頃は，主治医から「良くなってきたね」と言われていたし，著者からみても当初の主訴はかなり改善されていたが，自分ではまだ「治っていない」と感じていたようである。

　自己評価と他者評価のずれは，不安・緊張の高いクライエントや高齢のクライエントではよくみられる傾向である。医師や著者からみると主訴の症状の発現頻度や強度が低減し「改善」と評価できるが，クライエントにとって改善したいと考えている症状・状態の内容が異なっていることや「この程度では治ったといえない」という要求水準が高くなっていることが推測された。

　そこで，クライエントの主訴の１つである腹部の張りや便秘に対して，第５公式「腹部温感」を加え，練習内容を「右腕がほんのり温かい－左腕がほんのり温かい－両腕がほんのり温かい－お腹がほんのり温かい」とした。

　その後も，症状改善についての自己評価はあまり変わらなかったが，面接場面で表現された生活行動の側面からみると，散歩の距離が延びた，歩く速度が速くなった，一人で散歩した，電車に乗れた，10年ぶりに美容院に行った，これまで夫に任せきりだった家事をするようになった，外食に行けた，食欲が出てきた，何を食べても美味しいと感じる，など身体・行動的側面の改善がみられるようになった。これまでは杖をついて来室していたが，20回目以降は杖なしでさっそうと歩いて来室し，そのことを著者と喜び合うことができた。

　心理面でも，何かしたいという意欲が出てきた，身体的不調を気にして頻繁に血圧や体温を測定していたが，「測定回数が減った，人ごみが怖くなくなった，夫に先立たれることがあっても何とかなるんじゃないかと思える」と表現することが増えた。

　クライエントは，「自分ではそんなには変わってないと思う」というものの，「でもこういう症状があるのが自分の特徴だから仕方ない。脚が不自由な人が不自由さを前提にしながら生きていくように，これが私の個性で特徴なんだ，と受け入れて生きていくしかない，身体的には良くなってないところもあるが，やりたいことが少しずつできるようになり，精神的には毎日を楽しいと思うことが増えてきたからいいか，と思えるようになってきた。このままの自分で生きていく」と話していた。

　クライエントと著者は，これらの身体的・行動的・精神的変化を当初の主訴が改善したことであると確認し，面接を終結することとした。

2　高齢者への導入にあたって

1）禁忌疾患・状態に留意する

　自律訓練法は安全性の高い治療法であるが，禁忌疾患（p.24），特定公式の練習を避ける疾患・状態（p.94：準禁忌）がある。高齢になると，さまざまな身体疾患をもっている可能性があり，練習導入前にクライエントにこれらの疾患・状態の有無を確認し，慎重に対応すべきである。

2）導入時の説明をわかりやすく丁寧に行う

　高齢者の自律訓練法実施において効果が上がらず中断してしまう場合の多くが，動機不足に起因しているとも言われる。動機づけを高めるために自律訓練法の実施がクライエントの症状改善にどう役立つかをわかりやすく説明する必要がある（p.18：自律訓練法の効果）。例えば本事例では，主訴である体の痛みや便秘が和らぐことが期待できると伝えた。また，効果の現われ方はゆっくりだが，２週間程度練習を継続することで少しずつ症状の改善を実感できるようになる，と説明するとよい。

3）すぐに導入しない

　例えば，「健康法の１つ」と伝えて呼吸法から始め，クライエントに「心が落ち着いてゆったりできる」感覚がつかめるようになってから自律訓練法の練習を開始する，などの工夫は有効である。

4）ラポールの形成を十分に行う

　練習を導入・継続する上で重要な要素である。これはどの事例にも言えることだが，指導者の受容的・支持的な態度は，クライエントの精神状態を安定させ，練習に前向きに取り組もうという気持ちを起こさせる。

5）練習への取り組み姿勢のアドバイス

　本事例のように「頑張って取り組む」という姿勢が強い場合は，「ゆったり日向ぼっこをしているくらいのつもりで」「頭の中でなんとなくセリフを繰り返すだけでよい」「自分にゆったりした時間を作ってあげるつもりで」など，あまり練習にのめりこまないよう伝える。真面目で不安傾向が高いク

ライエントは，練習に取り組む際に受動的注意集中でなく能動的注意集中になりがちである。このため上述のような働きかけは有効である。

6）練習時間の調整，体感しやすい工夫

　練習時間が長い，難しいと感じられると，継続練習への意欲がなくなってしまう可能性が高まる。練習時間が長いと感じるか，練習中または練習後に変化を感じることがあるか否かを確認し，練習時間の短縮，変化を体感しやすい工夫（練習環境の確認：照明・音・練習時間帯，練習姿勢：膝枕の使用，練習への取り組み姿勢：過度の熱心さ，完全癖傾向の有無など）を行う。

7）説明を理解しているかを確認しながら進める

　高齢者では記憶力・理解力が低下している場合がある。指導者の説明とクライエントの理解がずれていないか，間違ったやり方をしていないかなど，面接時に丁寧に確認しておく必要がある。

8）身体的不調への配慮

　高齢者では，腰痛をはじめとした身体的な痛みや不調も増えるので，それぞれの訴えにあわせて姿勢の工夫が必要である。例えば腰痛では，仰臥姿勢で膝の下に枕を入れ膝が軽く曲がるようにすると，腰への負担が軽減される。また，妊婦と同様に横向きの姿勢で指導してみる。

9）体調不良時のアドバイスを確実に

　高齢者は体調が不安定になることが多く，自律訓練法の効果も体調に左右されることがある。練習中の感じ方は体調によって変わるので，いつもより効果がないと感じられることがあっても問題ないことを説明する。

10）標準練習の全てを指導しないこともある

　自律訓練法は，練習の進み具合を確認しながら段階的にステップを上げていくが，腕の重感や温感だけでも心地よさが得られる（気持ちが落ち着く，リラックス感がある，など）なら，クライエントが取り組みやすい公式を継続してもよい。特に高齢者は，重・温感は体感できるが，第3公式以降の内容はよくわからないと表現することが多い。

重・温感練習を繰り返しているだけでも自律訓練法の成果は得られるし，公式が少ない方が覚えやすいため，クライエントが体感的変化を実感できる公式を繰り返す指導法もある。クライエントが第6公式まで練習したいという場合は練習を進めていくが，それを目的にするのではなく，あくまでもクライエントが実行可能，継続可能な範囲で実施し，リラクセーション法として継続してもらうことを大切に考えたい。

11) 視力・聴力障害がある場合

聴力低下がある場合，なるべく静かな場所で，耳元で話しかける，といった配慮が必要である。ゆっくり丁寧に説明し，練習を繰り返す中で，伝えたことが理解できているか確認する。

練習の進み具合を確認するために練習記録用紙に記載してもらうが，視力低下がある場合，記入が負担に感じられることがある。そのために練習自体へのモティベーションが下がってしまうこともある。その場合はクライエントに記録の記載を求めず指導者が丁寧に聞き取り，練習の進み具合を確認する。

12) 認知症高齢者への導入

認知症高齢者にも自律訓練法は有効であるとの報告[20]もある。認知症高齢者に本法を適用する場合は，以下のような工夫が必要である。

①認知症状のない高齢者に指導する以上に，丁寧に説明する
②どうなればよいかを体感させる
③腕や脚に一度力を入れたうえで脱力させ，筋肉の弛緩した状態を体感させる
④肯定的なフィードバックを積極的に行う：記憶障害があるために「上手にできていますよ」という言語的なフィードバックにとどめず，視覚的に確認できるようにシールを貼る，丸を付けてあげて渡す，など
⑤指導者が公式を声に出して言う：健康な人でもクライエントが自ら公式を暗唱すると，雑念が生じたり，他に関心が移りやすい。認知症高齢者では，そうした現象が生じると自分が何をやっていたのかわからなくなり，再び練習に戻ることが難しくなる。指導者が声に出すことで，受動的な姿勢が生まれやすく，難しいと感じることが少なくなる

認知症高齢者へのケアのあり方が模索されている現在，自律訓練法も1つ

の方法として利用されることを期待したい。自律訓練法は集団での施行も可能であり，高齢者施設のデイケアなどでの導入も有効と考えられる。

3　リワークでの適応

　リワークとは，精神的不調がある程度まで回復した際に行う，職場復帰を目標としたウォーミング・アップのことである。実際の職場復帰の前に，このリワークが入ることで，より無理なくスムースに本格的な職場復帰に移行できる。また，段階的に業務上の負荷に慣れていくことで，職場で生じるさまざまなストレスに対応しやすく，再発を予防できるということである。

　このリワークは，医療機関や専門の公的機関において，職場に似た環境を作り，集団で行うことが多い。具体的には，オフィスワークに類する作業（パソコンでの情報入力や文書作成など）やスポーツ，参加者同士のミーティング，認知行動療法，リラクセーション法などのプログラムがある。個人で行うリワークプログラムを用意している医療機関や企業もある。

　自律訓練法は，リラクセーション法の一つとして，このリワークに取り入れられることがある。自律訓練法を習得する目的は，残存症状の軽減，症状の再発予防のためであり，さらに積極的休息法としてである。休職明けには，精神的肉体的疲労が高まりやすい状態があるため，過重負荷を避けるためには，できるだけ効果的な休息を取っていくことが必要である。自律訓練法は，短時間で，深い休息状態をもたらすため，積極的休息法として過労状態の予防に有効である。

　著者は，ある会社の社内カウンセラーであり，社内の個人リワークプログラムと，復帰後のフォローアップ面談を担当している。事例を交えて，リワークで自律訓練法の活用した2事例を紹介する。いずれも休職・復職を繰り返しており，リワーク中に自律訓練法を実践した例である。

事例8：40代男性，会社員：事務職。うつ状態

　主訴は，肩こり，腕脚の痺れ・不快感，動悸，発汗，抑うつ気分，抑うつ思考である。

　うつ状態で休職中の症状が不安定なときからカウンセリングを続けていた。元来，優秀な方で，それゆえに多くの仕事を任され，過重負荷が続いたことでうつ状態になった。著者がカウンセリングを担当した時点では，2回

休職していた。真面目で周囲に迷惑をかけたくないと復帰を焦り，症状が回復していないうちに復帰し，復帰から3〜6カ月ほどで再発するということを繰り返していた。

　今回のうつ状態の主症状であった抑うつ気分が軽快し，復帰を見込めるほどに回復した後も，動悸・発汗・肩こりなどの身体症状が残存していた。身体症状は疲労に伴って悪化し，その悪化に伴い「またこうなってしまった」「自分はもうまともに働くことができないのかもしれない」という不安，落ち込みや自己否定感を生じていた。そのため，著者はクライエントが自ら疲労を適宜軽減できるようにし，それによって自己肯定感・自己効力感を取り戻してもらうことが重要であると考え，自律訓練法を導入した。注135

　リワーク中に，はじめに自律訓練法を紹介した際，Tさんも著者の説明に納得しており，まず就寝前に練習を行ってもらったが，うまくいかないとのことだった。Tさんは著者の自律訓練法導入の説明に納得したものの，「自律訓練法を習得することは自分にとっての課題だ」との構えが強く，負担感を強く感じているようで，効果を感じるに至らない様子であった。そのため，まずは相談室で，著者が公式を発声する方法で実施することを継続していた。練習に伴うリラックス効果は，実感できる時とできない時があるようだったが，著者は「そういうものなので，焦らないようにしましょう」と声をかけていた。次第に，自律訓練後にTさんから「今回はよく休めたような感じがします」「しびれが楽になったような気がします」という言葉が聞かれるようになった。

　復帰後のフォローを続けていると，次第にTさんが自発的に自律訓練法の練習を行うように変化していった。面接では，自律訓練法を自身でやってみてどうだったか，話を聞き，姿勢の作り方や環境の整え方についてアドバイスを加えた。注136

　Tさんは主に仕事中に疲労が蓄積すると，腕脚のしびれが強くなるとともに，頭が真っ白になり，何も頭に入ってこないとのことであった。これを放置すると身体症状，不安感，落ち込みが強まるため，腕脚のしびれのサインが出た時に，トイレの個室で単純椅子姿勢での練習を行ってもらった。またこのことを忘れないように付箋紙にメモしてもらい，Tさんが毎日確認する仕事用手帳に貼る工夫をした。本人は上述の状況で，自律訓練法を練習することを思いつかず，思いついても「まあいいか，忙しいし，時間がもったい

ない」「面倒だ」などの理由で，練習しないことが考えられたためである。

　著者の促しではなく，Ｔさん自身が「自律訓練法をやっていくことが今の自分には必要」と感じるようになってから，Ｔさんは負担感なく練習を継続するようになり，腕脚のしびれや不快感が軽減された。同時に練習意欲が高まり，継続した練習を行うことで症状の頻度・強度が減少する，という良い循環が継続するようになった。

　以前は，身体症状の出現が気分の落ち込みにつながっていたが，この頃のＴさんは「疲労がたまることは避けられないし，それによって身体症状がでてもしょうがない，症状が出たら対処していけばよい」と考えるようになっていた。落ち込みやすさや悲観的な思考は残っているが，自己否定が少なくなり，復帰後約１年間勤務を継続している。また，仕事中の腕脚のしびれという“サイン症状”の出現は減り，現在では，Ｔさんは基本的に就寝前に自律訓練法を行うことで心身の自覚症状への対処ができている。

事例９：30代女性，会社員：技術職。過緊張

　主訴は，緊張感，焦燥感，圧迫感，頭痛，思考力・注意集中力低下である。

　著者がＮさんのカウンセリングを担当したのは，４回目の休職中で職場復帰を控えた時期であった。この時，Ｎさんは産業医から，「休職を繰り返していく中でストレス耐性が低下してきている」ことを指摘され，「どのような対策が立てられるかを自分で考えてみること」との宿題が出されていた。Ｎさんの自己分析では，元来対人緊張傾向があり，それが改善すればさまざまなストレスに対応できるようになるのでは，と考えたとのことだった。Ｎさんは，以前社内のメンタルヘルス研修で知った自律訓練法を身につけたいと考え，相談室へ来室した。著者が担当者として職場復帰援助とカウンセリングを開始した。

　相談室では単純椅子姿勢で練習し，自宅では就寝前に仰臥姿勢で練習をしてもらうことにした。相談室での指導中，Ｎさんは緊張が強く肩に力が入っていた。

　Ｎさんから「一日に何回も練習すれば，それだけ効果も早く出ますか？」との質問があり，Ｎさんは意欲的に自律訓練法を習得しようとする姿勢を示した。同時に，自律訓練法に即効性を求めていることもわかった。著者が，「自律訓練法に即効性はなく，継続して行うことが重要である」ことを説明する

と，Tさんは即座に「そうですよね，わかりました」と答えるものの，納得しているようには感じられなかった。

　著者は，これまでの経過からNさんの課題は，小さな失敗も「もう終わりだ」と拡大して受け止めて考える傾向，焦燥感の強さ，それに伴う過活動傾向（「待てなさ」）であると考えた。注137

　まず，著者は以下のようにNさんに問いかけた。「Nさんが産業医から指摘されたストレス耐性の低下は，Nさんの自己観察では緊張感の高さが関係しているとのことで，それは著者も同印象である。もっと細かくみていくと，精神的に張りつめている状態が続いているのは，失敗を過度に大きく受け止めたり，失敗を許容できないことが関係しているのでは？」「張りつめた糸は切れやすいというように，ここが大事という場面を乗り超えるために，緊張を「緩め」ておくことが重要であると思う。そのために自律訓練法はとても有効な方法であると思う」と伝えた。Nさんは，「頭では理解できるけれど，自律訓練法もあまりうまくいかないし。どうしたらいいかわからない。力が抜けている状態というのがどういう状態であるかを思い出せない」とのことであったため，まず「緩んだ」感覚を体感してもらうことから始めた。Nさんは抗不安薬としてエチゾラム0.5 mg（デパス）を処方されていたため，服用した約30分後に，仰臥姿勢で練習を行ってもらうことを繰り返した。注138

　この方法を続けることによって，Nさんは少しずつ心身の緩んだ状態を実感できたようで，Nさんから，「薬を飲んだ後でなくても効果を実感できるものか，試したい」と申し出があった。

　著者は，「服用後でないタイミングでやってみてもいいですよ。ただし，練習の効果を実感できるときと実感できない時があっても自然なことなので，うまくいかないことがあっても，焦ったり落ち込んだりしないように」と伝えた。Nさんは笑って，「もしうまくいかなかったら焦りそうだけど，焦ってもしょうがないと言い聞かせながらやってみます」とのことであった。その後，「やっぱりうまくいかなかったときのことを考えると怖くて，試せなかった」というが，「自律訓練法は，だれでもうまくいくときばかりではないですよね」「うまくいかなくて，ちょっと落ち込んだけれど，またやってみます」と言い，徐々にNさんの自律訓練法の取り組み方や考え方にも変化がみられてきた。注139

以上の2事例を通して，自律訓練法は，直接的に心身の疲労や精神的緊張を軽減するという効果と，その結果として自身の物事の受け止め方が肯定的に変化するという効果があることがわかる。

　この2事例の指導経験から，自律訓練法の導入は，職場復帰時の心身の負担を軽減し円滑にする機能と自己効力感を高めていく機能，さらにクライエントの自己認識や思考のあり方にも肯定的変化をもたらすことが示された。こうした復帰援助が円滑に効果的に進展しやすいのは，著者が職場内カウンセラーとして復職後のバックアップも行う立場にあることだと感じている。

　それは，面接中に自律訓練法を実践しているか，さりげなく確認することができること，面談の時間中に実践するよう働きかけることができること，リアルタイムに援助する機会を作りやすいことである。自分で症状やストレス状況に対応できる方法を持っているという感覚（自己効力感）が高まり，自分の持つ対処能力への自信を回復していくことが，職場復帰を目標にしている方々にとっても大きな支えになるだろう。

1）指導上の注意点，留意点
①どのタイミングで導入するかの見極めが重要である
　自律訓練法を導入・開始する時期の見極めは重要である。職場復帰への焦りや復帰自体への不安が強いときには，練習自体がうまくいかないことも多い。練習がうまくいかないと，「自律訓練法は，自分には向かないもの」と判断されてしまうことがある。
②何を意図して練習するかを明確にする（練習意欲を高める）
　自律訓練法がなぜ必要か，今後の自身の勤務・健康管理にどのように役に立つかを説明し，本人の自律訓練法に対する練習意欲を高めることが重要である。
　自律訓練法をストレス対処法として活用してもらうためには，自律訓練法を実践・継続してもらい，効果を実感してもらうことが必要である。そのためには，導入の段階で，何を意図して練習するかについて十分に説明し納得してもらうことが大切である。
③練習姿勢は複数指導する
　自律訓練法の練習姿勢は，筋弛緩状態・リラックス状態を実感しやすい仰

臥姿勢で導入することが多い。復帰後，必要に応じて仕事の合間の時間に練習することができるように単純椅子姿勢も指導していくことが必要である。

④消去動作の説明をしっかり行う

自律訓練法を勤務の合間に積極的休息や緊張軽減の目的で行う際は，自律訓練法終了時に消去動作を確実に行うことが必要である。消去動作の必要性，消去動作不足時の現象について詳細に説明しておく。これは，練習時の自律神経の機能状態である副交感神経優位な状態から，活動時の機能状態である交感神経優位な状態に戻すことが重要だからである。またそうすることで，スッキリとした，「よく休めた」感覚を実感することができる。消去動作がうまくいっていないと，仕事中に，ボーっとする，不快な眠気が残る，めまいがするなどの状態が生じてしまう。

⑤どのタイミングで練習するかを意識させておく

本人に練習を職場復帰後のどのようなタイミングで，どのような場面・状況で行うか，イメージしておいてもらい，視覚化できるようにしておく。例えば，手帳に記載する，携帯のメモ機能を使う，目に付くところに貼り出しておくなど。「このような場面で活用しよう」とイメージできることは大事だが，実際に仕事や時間に追われたり，不調を感じたり，精神的に余裕がない時には，なかなか対処法を思い出せないものである。そのため，自律訓練法を意識するだけでなく，どこか目につくところに記録しておくことで，「あっ，自分にはこういう方法があった」と思い出す契機となり，実際に活用しやすくなる。

4　身体表現性障害への適応

過重なストレスや疲労が，頭痛，めまい，胃潰瘍や下痢などの身体症状として現れてくる場合がある。このようなケースでも，自律訓練法は有効な援助法である。

ストレスが発症要因である身体疾患に対しては，まず薬物療法を優先して行う。急性症状が軽減した後の治療の中に自律訓練法による援助も含めておくことが望ましい。それは，薬物療法は症状を速やかに軽減するのに対し，自律訓練法は自律神経のバランスを整えて症状を発生しにくくする働きを持っており，薬物療法と自律訓練法は相互補完する形で治療を進めることができるからである。しかし，服薬治療さえしていれば他の方法は必要ないと

考えるクライアントも多い。ストレス起因性身体疾患者に自律訓練法を指導しておくことは再発防止策のひとつとして有効である。

身体症状を持つクライアントを対象に自律訓練法を指導する場合は，一定の身体疾患の知識を持ち，必要に応じて症状出現のメカニズム，症状の種類や経過，服薬内容とその意味，自律訓練法はどのように症状の緩和に働くかということについて説明できることが必要である。注140

以下に，服薬と自律訓練法によって，過重労働から生じた身体症状が改善した症例を紹介する。

事例10：30代男性，会社員：事務職，中間管理職。身体表現性障害

部下の中に病気がちで休職を繰り返す職員がいる。本人は有能な職員と評価されていたこともあり，上司から部下の仕事も担当することを求められた。職場は大変忙しく，他職員も手一杯であったため，自分の担当業務が増えることはやむを得ないと考えていた。月に100時間を超える残業が半年間続いた後，動悸が出現した。次いで強い頭痛・頭重，睡眠障害（入眠困難，中途覚醒），考えがまとまらない，不安・焦燥感・疲労感が強まり，出勤に困難を感じることが増えたため心療内科を受診した。主治医から3カ月の休養加療を命じられ，薬物療法が開始された。注141

休職後，Ｕさんは順調に回復し，薬物療法開始1カ月が経過した頃，Ｕさんは主治医に復帰を考えたいと相談したところ，医師より「確かに症状は軽快しているが，筋緊張性頭痛が強く，仕事の遂行に影響する可能性が高い。復帰後も職場の忙しさが変わらないようであれば，症状を緩和させることや再発予防のために，自律訓練法を習得するように」との指示を受けた。著者が自律訓練法を中心としたカウンセリングを担当した。注142

Ｕさんは，話すときの姿勢や表情・口調から真面目さが伝わってくる人である。Ｕさんは，自律訓練法について初回面接までの期間にインターネットや書籍を通じて調べてきた旨を著者に説明した。また，自身で調べた内容から「自律訓練法が有効そうなのでぜひ習得したい」と自律訓練法に取り組む意欲も高かった。著者からの説明も，予備知識があるため素早く理解することができた。本人の希望もあり，初回面接時に第1公式を導入した。Ｕさんの標的症状である筋緊張性頭痛は，首・肩の筋弛緩が必要であり，筋弛緩が生じやすい仰臥姿勢を選択した。単純椅子姿勢では，姿勢保持のために首や

肩に筋緊張が生じるからである。注143

　練習後，Uさんは，「実際やってみて，『重い』という言葉が，頭重の症状を連想してしまい，不快というか，不安になってくる」「『軽い』という言葉はニュアンスとして心地よいので，セリフを変えてもいいですか？」と質問した。そのため，ここで，「重い」という公式の意味を，改めて説明した。

　「『軽い』という言葉は確かにポジティブなニュアンスがあるが，副交感神経が優位になり筋肉の弛緩している身体感覚とはズレがある。『重い』というのは筋肉の弛緩した状態をいい，その状態は，温泉にゆったりつかった後の心地よい気だるい感覚を『重い』という言葉で表現しています」と。

　説明を聞いたUさんは，自発的に「身体がゆるんでいて心地よいというイメージをしてみれば良いですね？」と確認してきた。“温泉にゆったりつかった後のような心地よさ”という言葉によって，Uさんは心地よい筋弛緩状態をイメージしやすくなったようであった。注144

　練習開始から２週間ほど経過した頃には，睡眠導入剤を服用しなくても眠れるようになり，動悸と疲労感はかなり軽減されたとの報告があった。ただ，不安・焦燥感は波があり，頭痛・頭重は依然として残っているとのことであった。この頃の服薬内容は，ブロマゼパム（レキソタン）の頓用だけとなっていた。

　その後のある日のカウンセリングで，Uさんから「この間，自分のことを心配してくれている職場の同期の仲間から誘われて，食事に行ってきました。その際お酒も飲んだのですが，帰るころには頭痛が少し楽になっていることに気づきました。そういえば，お風呂に入ったあとも，いくらか頭痛が軽減することがあります。練習後に頭痛が軽くなっていると感じることもありますし，血行が良くなると頭痛も軽くなるということを実感しました」と報告した。さらに，「お酒を飲んでいるときに自律訓練法を行うとか，お風呂に入りながら自律訓練法を行うとか……練習との相乗作用でより効果が増すんですか？」と質問があった。

　Uさんは，同僚と会ったことで職場のことを強く意識してしまい，回復を焦っている様子であった。早く治りたいし，治したいというUさんの気持ちは汲みつつ，入浴中や飲酒時の自律訓練法は，過剰な身体的反応が生じるおそれがあるため，好ましくないことを伝えた。注145

　練習開始から１カ月後，Uさんの症状の回復は順調であった。この時期は，

職場の繁忙期と重なり，上司や後輩からUさんに業務の処理法について確認の電話が入ることが頻繁になった。そのような電話の後には，「一刻も早く戻らねばならない，休んで皆に迷惑をかけて申し訳ない」という思いが強くなり，不安・焦燥感が強まり，動悸や頭痛の出現頻度が増し，頓服薬を使用することが増えた。注146

Uさんは，「調子が悪いときに薬（頓服）を飲むと，動悸は治まりますが，頭痛は続くというか，軽くなってくれません。自律訓練法は頭痛に効きますが，動悸が強く出て不安なときは，そもそも自律訓練法もうまくいきません。ということは，復帰してからも頭痛は消えないし，どうすることもできないのかと思っていて……」と不安そうに話した。

著者は，「動悸などの自覚症状が強いときには，不安・緊張状態が高いことを意味する。この状態では自律訓練法でリラックスすることは難しいため，頓服で症状をコントロールした方がよい。自律訓練法は，症状が出現した際の症状コントロール法としての効果よりも，自律神経の調整を通して症状が起きにくい心身の状態を作るように働いていくのです」と自律訓練法の効果の発現のあり方について改めて説明した。注147, 148

すると，Uさんは「そういえば，頭痛は出たが，確かに以前よりも強くはなかった」ということに気づき，著者の説明に納得し，また安心感を取り戻したようであった。

その後1カ月でUさんは復帰。復帰後も1カ月ごとのフォローアップを行い，計4カ月ほどでカウンセリングは終了した。カウンセリング終了時にUさんは，「これからも職場の忙しさは変わらないし，症状が出るかもしれないが，症状が出ても対処ができると思えるようになりました」「今は，自律訓練法が生活の一部で，ゆっくり休める時間です」と穏やかに話した。

1）身体表現性障害への指導上の留意点
①症状に対する自律訓練法の効果や効果の現われ方について繰り返し説明する

カウンセリングの中で，症状に対する自律訓練法の効果や効果の現われ方について繰り返し説明することが必要である。自律訓練法とその効果について，知識として理解することと体験として理解することは，別のことである。クライエントが知識として「自律訓練法が症状を緩和させる」ことを理解し

ていても，症状が強くなると「自律訓練法では症状に対処しきれない」と無
力感をもったり，「対処できるのだろうか」と不安になることがある。

②自律訓練法が症状を緩和することを体験的に理解してもらう

指導者が，症状の頻度，強度，クライエントを取り巻く状況を総合的にア
セスメントし，今どのような工夫（その一つが自律訓練法である）が必要な
のかを呈示し，練習を継続してもらい，「自律訓練法が症状を緩和させる」
ことを体験的に理解してもらうことが必要である。

③自分の力で対処が可能である，という自己効力感を高める

そして，Uさんが話したように，症状が出ても薬と自律訓練法を使って，
自分の持っている方法を組み合わせて対処が可能である，という自己効力感
を高めることができるような説明することが必要である。

④知的な理解から体験的な理解に転換する援助を行う

過剰ストレスによって身体に不調をきたす人々は，知的な理解が体験的な
理解に勝っている印象を受ける。「疲れた」「休憩を必要としている」などの
身体の声に耳を貸さず，「かくあるべき」と考えて動いてしまう傾向が強く，
身体への負担が過剰になり，症状につながりやすい側面がある。Uさんは，
業務遂行を最優先し「仕事を進めるべき」「職場全体が忙しいしマンパワー
もないので，自分は休んでいられない」と考え，過剰ストレス状況の中に身
を置き続けた末に症状が出現していた。Uさんが自律訓練法を習得した後に
「今は，自律訓練法が生活の一部で，ゆっくり休める時間です」と話したこ
とは，疲れた自分に目を向け，心身を休める時間が必要であることを理解し，
意識的にその時間を作るようになったことを表している。

　自律訓練法を習得することは，"知的理解から体験的理解へのパラダイム
転換"を促すことであり，生活を自らの心身との調和を図ることができるよ
うに自己統制する力を高める過程でもある。

5　感情障害への適応

近年，精神科領域では，パニック症状，対人緊張，不安などを訴えて受診
する方が多い。これらの症状に，強い身体症状を伴う場合とそれが弱い場合
がある。身体症状が軽度の場合は，主治医から薬物療法よりも認知行動療法
や自律訓練法を勧められるクライエントがいる。

　精神症状を主訴とするクライエントの傾向は，予期不安の強さ，思いこみの強さ，予期せぬ出来事への対応が苦手，などがある。自分はうまくできない，またダメかもしれない，といった否定的な思考から，肯定的な思考へ意識を移していく工夫が必要となる。

　否定的な思考は，

- 症状に臆病になっている（緊張感が強くなったらどうしよう。予期不安）
- 症状に振り回されて日常生活場面での困難（家を離れるのが怖い，人混みが怖い。外出できない）ことに委縮してしまう

といった考えや行動と結びついている。

　自律訓練法は，このような否定的思考から肯定的思考へ転換していくための方策として，有効性を発揮することができる。

　自律訓練法体験は，普段意識することが少ない身体的側面に注意を向けることで，クライエントにとって自分の心身が，どのような状況下でどのような反応がどの程度あるか（状況の変化で心身の反応に差があることに気づく），どの程度の負荷でどのような感情的な反応が起こるか（不安感や緊張感など），症状の統制にどのような対処法が有効か（呼吸調整，リラクセーションなど）を知る体験である。

　クライエント自身の継続的な練習によって症状の頻度・強度が軽減してくると，症状に対する「何とかなるかもしれない」（対処可能感）という考えが出現する。引き続き症状の頻度・強度が軽減してくると自分の力で心身の状態を統制してきたとの理解（自己統制感）によって自信が回復してくることになる。このような過程で否定的思考（どうにもならない，無力感）から肯定的思考（うまくコントロールしている，自己統制感・自己効力感の向上）へと変化していくのである。

　自律訓練法は，一人で，継続的な練習を繰り返す，という自分自身の努力に支えられており，自分でやり遂げたという達成感を持たせやすい。また，精神症状が強いクライエントは，「右腕が重い（温かい）」の公式で身体に意識を向けかえることで，精神症状に捉われ過ぎない時間を作ること，置かれている状況と自分の心身の反応がどのように関連しているか，そのあり方に客観的に観察する態度を作るといった効果がある。

以下，事例を挙げながら自律訓練法の具体的な効果について検討する。

事例 11：30 代女性，会社員：事務職。うつ病

　20 代半ばに，うつ病で通院歴がある。X 年 12 月に結婚を機に，関西より関東へ転居。X ＋ 1 年 3 月より現在の仕事を始める。以前の会社で問題が生じたが，それに上手く対応できなかったことを思い出し，気分の落ち込み，不安が強くなる。X ＋ 1 年 4 月より心療内科での薬物療法[注 149] を開始した。主治医より自律訓練法を試みるように指示を受け来室した。「気分の落ち込みはひどいが，身体の不調はない」「考え始めると，そのことしか考えられず，ボーっとする，布団にうずくまって動けなくなる」「元々落ち込みやすい性格」などと自分について語る。

　クライエントは，「自宅で寝込んでしまい動けなくなる状態を改善したい」「辛くなった時に薬以外の自分で対処できる方法を知りたい」などの希望があること，面接中に行った自律訓練法での血圧・脈拍の数値変化が大きくないこと，言語表現が得意でないこと，などから自律訓練法の導入を試みた。[注 150]

　練習後，クライエントは，「よくわからないが嫌な気分はない」と話したので，自宅で仰臥姿勢での練習を行うよう伝えた。

　練習前後の血圧・脈拍は次の通りである。練習前：血圧 100/62，脈拍 75，練習後：血圧 97/58，脈拍 71。血圧がやや低めのため，練習時間を短くし（公式を繰り返す回数を 2 〜 3 回），消去動作の回数を増やし，念入りに行うよう伝えた。[注 151]

　2 回目の面接は 1 カ月後。「重くて温かい感じがした」という。練習前後の血圧・脈拍は，練習前：血圧 114/63，脈拍 67，練習後：血圧 103/61，脈拍 62 と安定している。「趣味はないが 1 人でブラブラするのは好き」と話したので，出かけてみるよう促した。

　3 回目の面接は 1 カ月後。業務で必要になったこと，元々好きだったことから習い事を始め，「楽しい」と話す。吐き気が強い時，気分が落ち込んでいる時に練習すると気分が落ち着く感覚があると話した。身体の変化に繊細で練習中の重・温感の変化に気がついている。また，助言したことを直ちに行動に移し，自律訓練法も意欲的に続けている。

　クライエントは，ストレスになる出来事があると 2 〜 3 日落ち込むが，次

第に回復してくる，幼少期に父親が家出していない時期があった，父母が不仲であったなど，昔から辛いと感じていたことを自発的に話した。

　美容院で長時間身動きできないと不安や緊張感が強くなり逃げだしたくなるとのことであったため，単純椅子姿勢での練習を導入。第4公式の呼吸調整練習では，「呼吸が気になる」と報告した。そのため，呼吸練習を回避して，第3公式までの練習を繰り返すこととした。注152, 153

　X＋2年2月には，精神的な不安定さが増し，アレルギー症状の悪化，強迫観念（朝起きたら玄関前に生ごみが置かれているのではないか，自分の悪い噂を吹聴されるのではない）がみられ，心身共に辛いと訴えた。しかし，同時に，「こんなことでクヨクヨしている自分が情けない」「悩んでいる時間が無駄。もっと早く立ち直れるようになりたい」との発言もみられた。

　これを機に，イメージ操作（葉っぱをながすトイレの水洗イメージ）を加えた。同年3月には「調子がよくなってきている」「いろいろ流せる」「昼休みに自律訓練法をするとリフレッシュできる」と安定してきた。「普通に話しができる自分がいる」「小さいことに感動できるようになってきている」と語った。また，この時期には家事に関する特殊公式を追加した。注154, 155

　同年5月には「めっちゃ調子いい」「家事がスムースにできるようになり，自分は単純だとわかった」と話した。たまにネガティブになるが，「あかん，あかん。他のこと考えよう」と思える。同年6月には服薬量が減り，楽に過ごせる日が増えている。布団から出られないような落ち込みはなく精神的に落ち着いて過ごしている。また，両親との関係，職場での問題が生じた際には，「何とかなる」と考えるようにし，問題を大きなことと捉え過ぎず，実際に「何とかなる」という感覚を持てるようになっている。また，気持ちを落ち着ける方法として自律訓練法を用い，自分の精神状態を安定させることができるという自信を持つようになっている。著者は，その自信がクライエントに日常を大過なく過ごすことができる背景になっている，と考えた。

　事例11は，自律訓練法の禁忌疾患とされているうつ病の既往があり，治療開始時は臥床がちな生活を過ごしていたクライエントである。このクライエントは，突然襲ってくる不安，止めどなく湧きあがる否定的な思考が生じた際に，自律訓練法を行い，「なんとなく落ち着く」という感覚を身につけていった。それが転機となり，否定的思考と共に，肯定的思考も持てるようになり，「自分は案外単純なのだ」，という自己理解に繋がっている。また，「あ

かん，あかん」と自分の否定的な思考連鎖を止めることもできるようにもなっ
てきた。自律訓練法という身体に目を向けることを通して，自己理解が深ま
る，自分自身の精神症状をコントロールできるという自信が高まる，という
事例である。

6　自己臭恐怖への適応

事例 12：30 代女性，パート勤務。自己臭恐怖

　専門学校へ通っていた頃，同級生よりワキガの臭いがあると指摘されて以
来，体臭を気にするようになった。一人で思い悩んでいたが，ある時，母親
に思い切ってそれを伝えたところ「あんたは気にしすぎだ」と一蹴されてし
まった。半年ほど学校へ通えなくなるも，卒業しよう！　と励ましてくれる
恋人がおり，なんとか専門学校を卒業し就職する。お金を貯め，今までにワ
キガの手術を数回受けた。しかし，その後は，ワキガではなく，他の臭いが
気になるようになり，臭いに悩まされる日々は続いた。

　結婚を機に仕事を辞め，現在は外出しなければならないことは多くないが，
銀行，役所などへ行くのがつらい。また，夫の仕事関係で，社交的な場へ出
かけねばならない時も，「臭いを指摘する人がいる」「鼻をくんくんと動かす
人がいる」「急に咳き込む人がいる」などと気になり外出を全く楽しめない。
2 年後にパートを開始し外出する機会が増えることになった。それを機に心
療内科を受診したところ，服薬の必要はなく，カウンセリングを受けるよう
にと勧められた。

　自分の臭いが気になり始めると，落ち着かなくなり，その場から逃げだし，
家に帰ってから落ち込むことが続いた。また臭って嫌がられるのではないか，
といった予期不安も強く，身体をリラックスさせることも苦手だと話してい
たため，面接初回時より自律訓練法を導入した。[注 156]

　著者が血圧測定する際に，本人に近づくことに緊張が高まり血圧・脈拍とも高くなるが，自律訓練法実施後は安定してくる。練習前：血圧 131/68，脈拍 94，練習後：血圧 116/56，脈拍 77 であった。

　2 週間後の 2 回目の面接では，1 年以上行けなかった銀行の窓口へ行ったことを報告した。しかし，自己臭に対する「こんな自分ですいません」という思いの強さは続いていた。1 カ月後には，今まで我慢していた外食ができ

たことを嬉しそうに話した。練習開始 5 カ月後には，学生時代の趣味を再開したい，その資金を貯めるために，パートの日数を増やしたい，時給が良いサービス業に挑戦したいとの目標も話した。

　自分が臭う時があるので「周りの人を不快にさせてしまうのではないか」，という不安は依然残っている。しかし，この不安が強まり落ち着かなくなりそうなとき，その場で自律訓練法をする，大丈夫だ，と自分に言い聞かせるなどして，以前よりも日常生活は過ごしやすくなってきている。

　発症にまつわるエピソードと関係がある友人と会う前に，不安が強まったときに，頓服ブロマゼパム（レキソタン）を服用した。すると，自分の臭いを全く気にすることなく，会話を楽しむことができ，その後も他の外出先で臭いを意識していない自分がいることに気づいた。それ以降，頓服を服用していない日でも調子が良く，「朝目覚めた瞬間から気になっていた臭いを意識せず暮らせる日が続いている」「普通の人はこんなに楽に暮らしているんだ」などと話すようになった。「リラックスするのは何でもない」という公式も追加し，日常生活が過ごしやすくなる工夫を続けている。注157

　事例 12 は，未だ症状は寛解に至っていないが，日常生活の質が向上している例である。自律訓練法導入前は，精神症状が生じると，居たたまれなくなり，その場から逃げだすという場面逃避傾向があった。しかし，自律訓練法導入後は，その場にとどまることができるようになっている。「自分はこの場にいてもよい」という強い自信は得られていないが，その場にとどまることができることは，クライエントが日常生活をより良く過ごすには大切である。

　また，身体をリラックスさせることが苦手で，人が近づくだけで緊張が強まっていたクライエントが，自分自身で自分の体を緩める感覚を持てるようになったことも意味がある。自律訓練法を行う際に，血圧，脈拍などの数値の変化をクライエントに示すと，クライエントのモティベーションが高まり，自己コントロールの感覚を身につける助けとなることは，他の事例でも多く見られる。それが自律訓練法の特徴でもある，クライエントの意識が，身体感覚→自己感覚→自己体験・自己理解と移り，最終的には精神症状の緩和，改善に繋がっていく例である。

　そして，精神症状のみのクライエントに多くみられる服薬への抵抗感が減

り，上手に頓服を利用できるようになったことも意味があるだろう。精神症状が目立つクライエントは，心の中で，気持ちの問題なのだから，「自分がしっかりすればよい」「薬に頼らなくても何とかなるはず」「薬を飲む必要はない」と考えている方が多い。そのような背景から頑なに服薬を拒否することが，精神症状の悪化に繋がっている場合もある。このような事例では，クライエントの服薬に対する抵抗感を減らし，「一度試してみよう」という意識を持たせる工夫が必要である。

　この事例では，適宜，服薬の必要性を説明していた。そのことについて，クライエントは面接場面で，服薬を肯定することはなかったが，必要性を感じた時に自ら受診行動を起こしていた。本事例は，著者が自律訓練法の継続練習を促すことと共に，服薬の必要性について説明することも大切であることを示している。

7　適応障害への適応

　適応障害は，職場，学校などの環境にうまく適応できず，落ち込み，意欲の低下などの精神症状，頭痛，頭重感，胃痛などの身体症状が生じている状態をいう。症状が現われた環境に身を置くまでは，比較的健康に過ごしていた方が多く，初めて体験する症状に戸惑うことも多い。職場や学校場面の環境調整をすぐに行うことは難しく，周囲の理解を求めながら，本人が新しい環境を受け入れる努力も必要になってくる。しかし，一度精神的に挫折してしまうと，さまざまな精神症状，身体症状が現われ，新しい環境へ飛び込んでいくことが難しくなることが多い。新しい環境へ関わる意欲がなくなってしまう前に，工夫することが必要になってくる。

　適応障害の状態が長期化してしまうと，ひきこもり，不登校，離職など，社会生活が困難となることも多い。そこで，自律訓練法や服薬などを勧め，迅速かつ適切な初期対応を行っていくことが大切である。

事例 13：50 代男性，会社員：事務職。適応障害：うつ状態

　大学卒業後から会社に勤め，いろいろな職域を経験してきた。結婚を機に二世帯住宅を新築し，10 年ほど同居していた。その後，実父母が口うるさく生活に介入し，連日文句を言われ続けた。自分も反発して感情をむき出しにしてしまうようになった。毎日我慢しながら生活していた「もう限界」と，

同居生活を解消することになった。

　仕事を持ち帰らねばならなくないほど多忙な日々が続き，次第に眠れなくなってきた。X年に親が通院していた病院の精神科に受診し，うつ状態との診断で薬物療法を行った。その時は半年ほどの服薬で改善した。

　X＋20年に，異動を命じられた。以前に経験した業務内容だが，しばらく離れていた業務（相談業務）なので，自分は異動したくなかった。元々人前で話をするのが苦手で，とても緊張してしまう。話をしなければいけない業務であるため負担感が増している。また，「異動先の部署は人間関係が良くないことを知っているので，どうしても異動したくない」と訴える。

　異動の内示以来，出勤前の服選びの際に腰を降ろすと40分経っている，トイレの個室で30分以上ボーっとしているなどから，X＋20年4月，うつ病ではないかと考え自らカウンセリングルームに来室した。

　過去にうつ状態の既往があり，今回は精神的・身体的活動性の低下，不安・緊張感，不眠などがみられたことからうつ状態にあることが推測された。既往歴では服薬による改善効果が高かったため，薬物療法の併用を勧めた。後日，すぐに受診し服薬を再開している。注158，159

　本人の強い希望により睡眠状態の改善を意図して，初回面接時に自律訓練法を導入することとした。指導前の血圧131/82，脈拍58，指導後の血圧118/78，脈拍55であった。自宅での練習は意欲の低下があるため，練習が精神的負担にならないように就寝時のみ仰臥位での練習を継続するよう伝えた。

　自律訓練法開始当初は，不安感や緊張感のために出勤できないことが多かった。練習開始約1カ月経過した頃から，通勤移動時や職場で緊張感が見られたら一時下車したり一時的に場所を離れるなど自分なりに工夫しながら，「苦しい」と訴えながらも1週間休まず継続して勤務ができるようになった。X＋20年12月には3週間以上の継続勤務をするようになり，3カ月後の1月には職場に新しい職員が増えたことを喜ぶ余裕が出てきた。1月半ばより服薬内容が変更となり，「今度の薬はあっている」と服薬への意欲も増してくる。「空元気ではなく，自然とやる気が，それなりに出てくる」と話すようになった。注160，161

　X＋21年3月には異動の内示があり，当初希望していた部署への異動が決まるが，「またうまくやっていけなかったらどうしよう」と不安を訴え，

同時に頭痛も再燃した。そのため自律訓練法の再開を促した。注162

　心療内科医と著者から，異動に当たっての留意点を示した診断書や意見書を職場へ提出し，サポーティブな環境作りを心がけた。X＋21年4月，新しい部署へ異動してからは，昼休みに単純椅子姿勢で自律訓練法を実施し，「気分をリセットできる」ようになった。4月中旬には，不安感や頭痛が軽減し，仕事量増加による身体の疲れを訴えるに留まる。6月には不安の訴えはほぼ消失し，10月にはカウンセリングを終結した。注163

　事例13は，カウンセリングの初回から自律訓練法を導入し，同時に受診勧奨を行い，早期の薬物療法も並行して行った。クライエントの復帰への意欲が継続するように，当初は毎週のカウンセリングと心療内科受診を行い，「自分には見守ってくれる専門家がいる」「自分は独りではなく，自分の努力を応援してくれる人がいる」という感覚を持ってもらうことを重視して対応した。

　自律訓練法開始後，1カ月目には，精神的負担感の強いと訴えながらも勤務を継続できるようになった。この時期でも，服薬への抵抗感が強かったが，3カ月目には，「今度の薬は身体にあっている」と服薬を前向きに捉える表現がみられた。

　さまざまな不安や心配を抱えながらも，なんとか復帰への努力を継続している自分を認めることが，この事例を改善へ導いたと考える。また，クライエントが元来持っている健康な部分を引き出し，それを維持する方法を具体的に伝える援助も効果的であった。

8　不安障害への適応

事例14：50代男性，会社員。全般性不安障害

　X年4月の配置転換を機に職場で不安・緊張感から居ても立ってもいられない状態となり，同月より心療内科受診し，主治医からは，「不安障害」と言われているとのことであった。服薬を開始したが，不安感，緊張感が治まらず，本人の意思で，X＋1年1月よりカウンセリングを開始した。

　職場では，上司・同僚とのコミュニケーションがうまく取れない中，苦手なパソコンを使う作業が増え，ミスも許されず，ミスをすると叱責されるよ

うな職場環境から，業務に対する心理的負担が大きくなっていた。また，職場内の古い知人・同期職員の休職者が増え，同時に知人が相次いで亡くなることも増えた。自分も「精神的に不調になり，急死するのでは？」という不安が強かった。

　家庭では，高齢の両親と同居中であり，「親が介護が必要な状況となったらどうしよう」という不安が強かった。睡眠薬の服用で睡眠はとれているが，職場では不安感が強く周りの職員の動きが気になり落ち着いて仕事ができない状態が続いていた。注164

　初回面接時に緊張・不安感の緩和を目的として仰臥姿勢での自律訓練法を導入した。指導前：血圧 125/66，脈拍 66，導入後：血圧 113/62，脈拍 65 であった。クライエントは，練習後に「ふっと落ち着く感じがあった」と感想を述べた。2 週間後には，「気分が楽になる」「力を抜くことがどういうことか少しわかった」「職場で以前ほどピリピリしない」と述べると同時に緊張症状の軽減がみられた。4 週後には，クライエントは緊張してきたなと感じ始めたら，トイレや会議室などさまざまな場所，会議の前や打ち合わせのために同僚と話をしなければいけないときなどさまざまなタイミングで自発的に練習を行うようになっていった。指導者は，クライエントが仕事とプライベートの気持ちの切り換えがうまくいかない傾向があるため，「休むことはいけないことではない」「年休を利用して心身の緊張を解消する時間を作ること」「息抜きは必要性であること」を積極的に伝えた。注165

　緊張に気づくと必要に応じて緊張緩和を計ることができるようになってくると，「緊張してきてもなんとかなるかな思えるので焦らなくなってきた」と自分で統制できるようになってきたことへの肯定的な評価もみられるようになってきた。練習開始 1 カ月後，クライエントは新しい PC システムが導入されることに対して「自分一人で何とかうまくやらなければと抱え込まず，パソコンが得意な若い人に教えてもらえばよいと思えるようになった」と話した。元来真面目で，こつこつ物事に取り組むクライエントは，自律訓練法に関しても単純椅子姿勢・仰臥姿勢での練習法を習得し，臨機応変に姿勢を変えて練習を行っていた。新しい公式内容を伝える度にその反応を実感し，それが継続練習の意欲を高め，練習を重ねるほどリラックスが上手になるという好循環がみられた。注166

　同年 3 月には，一緒に業務を担当していた 60 代男性が孤独死する，とい

う出来事が起こったが,「日々の業務をこなしていくしかない」と冷静に落ち着いて対処できた。4月より同建物内での部署異動があったが,「こうなったらどうしようと考えるような不安は減った。不安感は強くない」と話した。

　4月後半には,「苦手だが参加するのが当たり前だし参加しなければいけないもの」と考えていた飲み会を断るなど自分のペースで行動することができるようになった。クライエントは,「周りに合わせて動くのは職員として当然」と考えていたが,自分が疲れているときには「早めに退勤する」,緊張してきたら「トイレに行ったついでに練習をする」「1階まで降りて外気を吸って戻ってくる」というように自分の心身の状態に合わせて対処することができるようになってくるにつれて身体の疲労感を自覚することが減ってきた。

　5月には服薬内容は頓用だけとなり,普段は服用せずに過ごせるようになった。7月には今まで伝えなかった確認強迫(書類にミスがないか何度も確認してしまう)が減っていることを話してくれた。注167

　10月より組織変更により担当する業務量が増加することになった。その後,「これだけの量をこなせないのではないか」「周りの人たちも業務量が増えているので助けを求めることができない」「こなせなかったらどうなるんだろう」と不安が強まってきた。同時に,床についても「明日はあれをやらなければいけない」「あの仕事はいつまでに終わらせるんだったか」「ミスがあったらどうしよう」と仕事のことが頭の中にいつもあるような状態となり,入眠困難・中途覚醒がみられるようになった。

　そのため,入眠時・中途覚醒時にも練習することを勧めた。ただし,この場合の練習方法は,ステップ④(p.78)「右腕が重い」「左腕が重い」「両腕が重い」「右脚が重い」「左脚が重い」「両脚が重い」を,消去動作なしで3回繰り返すこととした。その後,練習中に眠ってしまうことが増えるようになり,不安感も次第に少なくなっていった。注168

　カウンセリングは,経過観察を目的に継続しているが,大きな問題なく過ごしている。

　この事例は,職場環境の変化だけでなく,ライフイベンツにおける心的環境の変化,元来の性格傾向などが重なり,服薬を続けても不安・緊張症状が改善しないため,自律訓練法を導入した例である。真面目で,几帳面な性格

のクライエントは，自律訓練法の練習記録を丁寧に記入しており，それが負担になっていないか？ と著者が心配になることがあった。だが，クライエントは，記録を読み返すことで自分の変化に気づくことができる，記録をする時間は練習時間中の心身の変化の振り返りになっている，と肯定的に捉えていた。クライエントが自律訓練法と練習記録を通して，自分の性格傾向，思考の特徴，対人関係での行動のあり方を自覚し修正していく契機とした事例である。

　これまで，「ミスをしてはいけない」「同僚の作業の邪魔をないために質問してはいけない」「飲み会を断ってはいけない」など周囲に配慮し過ぎていたクライエントが，少しずつ自分自身のリズムで行動することができるようになった。不安，心配，ミスがあっても自分なりに対処していける，という自信を持てるようになったことが，クライエントにとっては意味があったと思われる。

　本事例でも，適応障害と診断されるクライエントが持っている，健康な部分を育てることに自律訓練法やその他の工夫が活かされた事例である。

9　介護者への適応

事例15：50代女性，主婦。身体表現性障害

　夫（60代）は，船員として勤務していた。51歳時に運動機能障害が出現し，業務遂行に困難を感じるようになったためX年8月に近医受診し，大学病院神経内科の紹介を受け，以降，月1回の受診を継続している。脊髄小脳変性症の診断を受け，1年後には退職し，自宅療養を行うようになった。勤務していた時は，家庭にいるのは年間数カ月で，世界中を駆けまわっていた。介護者である妻（本事例）は，30代半ばから夫の罹病を機に2人の子ども（小学3年生男児，小学1年生女児）の養育と同時に夫の療養援助を行うようになった。

　夫の受診している病院は，神経内科受診者を中心に療養教室[注169]を開催していた。妻は療養教室が開催されていることは案内パンフレットなどで承知していたが，積極的に関心を示すことはなかった。

　X＋17年6月，夫の診察介助時にめまい・吐気が出現し，処置室ベッドにて安静を指示された。看護師が妻の血圧測定を行っている時に，夜間介護

のために睡眠不足気味であること，頭痛や肩こりが続いていることなどを伝えた。その後に夫の主治医が「奥さんも診察しましょう」と，問診，血液検査，心電図などのチェックを行ったが，身体的な問題所見はみられなかった。同年 7 月，再診時に夫と同時に妻の健康状態のチェックも行われ，「介護疲労による身体症状」の可能性が高いと伝えられた。主治医より自律訓練法を導入するようにとの指示があった。

1）自律訓練法参加までの経緯と指導開始時の心身状態

　頭痛，めまい，肩こり，腰痛，便秘，のぼせ，倦怠感，不眠，いらいら感の自覚症状がみられた。睡眠障害は，寝つきが悪い，夜間排泄介助後の再入眠に時間がかかり，睡眠時間が 4 時間程度であった。

　妻は，2 人の子どもの世話を一人で担ってきたが，夫が発症したことによって夫の日常生活援助・受診援助などを行う役割が増えることになった。妻は，30 代半ばから 17 年の長期にわたって療養援助を続けてきた。夫は身長 180 cm，体重 70 kg と大柄で，一方妻は身長 153 cm，体重 45 kg で，運動機能障害のある夫の階段昇降，入浴，更衣，排泄介助に対して年々身体的負担を感じていた。また夫は，元来，口調が荒く，自分の意見を変えない頑な傾向があった。その行動傾向は，自分の体が思い通りに動かない苛立ちも加わったためか，運動機能障害が進行してからより顕著になった。介護者である妻は，夫の機嫌を損ねないように気を使い，大声での叱責に身をすくめながら介護を続けており，「いつまでこうした生活が続くのだろう」「朝，目覚めると，また 1 日が始まる……」と憂うつな気持ちになるといい，精神的な負担感も感じている。また，子どもたちは成人して独立。2 人とも関東近辺に居住しているが，ほとんど家に顔を出すことはないという。

2）指導の経緯

　自律訓練法の指導日は，夫の外来受診日とした。自律訓練法の指導時間は約 50 分である。妻にこの時間を保証するため，外来看護師が夫の介助を担当した。

　指導開始日に面接室に現われた妻は，緊張した面持ちでしきりに顔に浮き上がる汗をぬぐいながら椅子に浅く腰かけ「看護師さんに迷惑をかけてしまうので，早く夫の元に戻らなければ……」「早く夫の元に戻らなければ，何

を言われるかわからない」との言葉を繰り返し,落ち着かない様子であった。

夜間の排泄介助があり,大柄の夫を支えてトイレと布団を往復するとすっかり目覚めてしまい,再入眠までに時間がかかり,寝た気がしないとの訴えがあったため,自律訓練法は心身の休息と睡眠状態の改善を主な目的とした。[注170]

妻が気忙しく落ち着かない態度であったため,「自律訓練法とは何か」「なぜ練習することが必要なのか」「その効果」などの詳細な説明については指導を進めながら適宜伝えることとし,当初は,1日3回の定期的な練習にこだわらず,夫が昼寝している時,入眠時,夜間介護終了後に仰臥姿勢で練習するよう伝えた。

2週後の来院時は,夫を療養教室(デイケア:3時間開催)に送り届けた後に来室した。そのため,早く夫の元に戻らなければという気忙しさはなく,「看護師さんたちが面倒見てくれているので,安心していられます。久しぶりに自分の時間を過ごしていいのだと気楽な気分になりました」と話した。指導者は,「そうですよね,いつもそばにいて介護するのは気疲れしますよね。この時間は,看護師や理学療法士にご主人を預けているのですから,安心して楽に過ごせる時間にして下さい」と伝えた。

練習は,「昼間は,いつ夫に呼ばれるかわからないので,それが気になり落ち着いて練習できない」という。また夫が寝た後の時間は妻にとって介護から解放された時間であり,音楽を聴いたり,ゆったり新聞を読んだり一人の時間である。そのため妻は,「練習をしなければいけないので,いつもより早めに床につくのは楽しみの時間が短くなるので寂しい気持ちもある」というが,就寝前の練習を続けていた。[注171]

入眠までの時間は,練習開始前60〜90分ほどだったが,練習開始後は40〜50分と短縮する傾向がみられた。起床時にため息をつくことや憂うつな気分になることは持続していた。

4週目の来院時は,「病院に来るのが楽しみになりました。これまでは,夫の付き添いだから行くしかなかったのだけど,今は自分の時間なんですよね。自分のことを話したり聞いてもらったりするのはホッとして気持が楽になります。ここにいる時間は何も考えずに頑張らないでいい時間なんです」「疲れてくる夕方になると頭痛はあるが,頭痛がしない時間があるだけでも楽に過ごせます」「寝つくまでの時間は大体30分くらいかな」と報告した。

指導日を,自分のことに目を向けてもらえる時間と心待ちにするようにな

り，頭痛の持続時間や入眠までの時間が減少する傾向がみられた。また「便秘が少なくなりました。お腹が膨らんでいたのはそのせいだったですね。今はすっかりぺしゃんこになりました」と笑いながらお腹を叩いた。

6週目の来院時は，「夜は練習していると排泄介助で夫に起こされるまで気がつかずに眠っていることがあります。排泄介助の後はなかなか眠れないけれど，気がつくと朝になっていてあわてて起きることがあります」「頭痛は時々頭が重いなあ，痛いなあと思うことがあるくらい」「最近めまいはなくなりました」という。注172

また，「夫が介助の仕方が悪いと怒鳴る時に，『いつも何かあると怒ってばかりいる。そういうことが続くと面倒見たくなくなるよ』と言うことがあります。そのせいか夫が少し怒らなくなり，私の言うことを少しだけ聞いてくれるようになりました」と笑いながら話した。注173

著者はそれを受けながら，「そうですよね。あまりガミガミ言われるとせっかくやって上げているのに……と思いますよね。そういう気持ちになることを伝えることができたのは良かったですね。その結果，ご主人も少し気をつけるようになったのだから」と。また「毎日24時間の介助と長期間の介護生活で，自分の時間がなく楽しみもなくなると嫌になりますよね。介助しているときに叱られたりすると，もう嫌だ，疲れたと思いながらやってんだと怒鳴りたくなったり，物を投げたり蹴飛ばしたくなることもありますよね」と話した。注174

妻は，一瞬ポカンとした表情を浮かべた後，急に涙をポロポロこばしながら，「あまり夫が我儘に自分の言いたいことばかりで私の言うことを聞いてくれないと，階段から突き落としたくなったり……（泣く）。私は悪い妻なんです。でも近所の人に『奥さんいつもよく頑張っているね』と言われるとそんなこと言えないし，弱音も吐けなくて……『物を蹴飛ばしたくなることもあるでしょ』と言われて，そんなこと思ってもいいんだと嬉しくて……（泣く）」と話した。

8週目の来院時は，肩こり，腰痛，便秘，のぼせ，倦怠感，不眠，いらいら感などの症状は急速に減少していた。妻は，「病院が介護している私のことまで気を配っているのがありがたいです。今は自分が安心して気楽で，自分だけの時間と思えるこの時間が楽しみになっています。今までこういう教室があることを知っていたのにどうして参加しようと思わなかったのかよく

わからない。きっと自分が悪い妻だと知られたくなかったのかもしれません。もっと早く参加していればよかったと思います」と話した。

　著者は，「弱音を吐くと自分が介護を辛く感じていることを自覚して，さらに嫌になると思ったのかもしれませんね。介護は長期戦だから，愚痴も言い，ご主人を預けて一休みしたり，他の人の手を借りながら続けないととても大変ですよね。長期戦を乗り切るために，地域のデイケアやショートステイを活用したり，看護師さんやヘルパーさんの手も借りてみてはいかが？」と伝えた。注175

　12週目の来院時は，表情も穏やかで笑顔を浮かべて話すようになっていた。「時々寝つきが悪い，夜間介護の後に眠れないことがある。そういう時はたいてい夫と口論した日のようです。起床時はいつもより寝すぎることが増えていて，慌てて起きることが多いので以前のように「また辛い日が始まる」と考えることなく起きることが増えています」「最近子どもたちが30分くらいですが家に顔を出すことがあります。とくに用はないみたいで，私に『何かあったらいつでも言って。父さんがいうこと聞かないなら俺たちが言うから』といってくれます。ヘルパーさんに来てもらいました。ヘルパーさんが来ているときには一緒に介助してくれるのでとても気持ちも身体も楽ですね。楽に介護してもいいんですよね」と話した。

　著者は，「ヘルパーさんに来てもらうことで気持ちも身体も楽になったのですね。入浴はデイケアを使って施設で入浴してもらうのもいいですね。Tさんが楽になるにつれて家庭の雰囲気も和らいで息子さんたちも気楽に家に来やすくなったのかもしれませんね。もっと周りの力を借りながら楽に介護を続けていけるといいですね」と伝えた。

　Tさんの抱えてきた状況は大きく変化してきた。それらは，自覚症状は消失・軽減してきたこと，抑うつ的な感情や思考も少なくなっていること，デイケアやヘルパーなど社会資源を活用し介護負担を軽減することができるようになったことである。著者は，Tさんに「ここまでの経験から，どのような考え方をすることが現在の状況を作り出すようになったと考えるか」を問いかけた。Tさんは「一人で考えて何とかしようとするより周りの人の力を借りることや力を貸してと言えること，あまり我慢しすぎないことなのかなと思います」と答えた。

　自律訓練法の指導内容は，第1，2公式のみであるが，自覚症状の軽減に

効果を上げることができた。また，自分の安心でき本音で話しができる場を提供すること，折々に行った外部の援助を受けることへの罪悪感解消への働きかけを行ったこと，がより効果的であったと考える。注176

3）介護疲労への効果的介入法

著者らは，介護者に自律訓練法の指導を行うことは，

①介護度・介護者の年齢・介護期間に関係なく介護者の介護疲労に伴う身体的・精神的自覚症状を軽減・解消に効果があること
②介護者の自己開示性を高めること
③自律訓練法の被援助体験を経ることで援助を受けることへの抵抗感が低下すること
④ソーシャルサポートシステムの導入に積極的になること

などを報告 21, 22, 23, 24) してきた。

これまでの経験では，自律訓練法の指導のみにとどまらず，指導者との信頼感が形成された後に介護負担に伴う不満やいらだちを積極的に言語化させる介入を行うことがより効果的であると考えている。

しかし，介護者が自らの意思でこうした援助に積極的に参加する姿勢が少ないことが介護負担の軽減を妨げている側面がある。介護を必要とする状態にある方は医療機関や保健所などの機関が関わっており，医療関係職や保健所職員が介護疲労の軽減のための援助の道筋を作ること積極的な役割を果たすことが必要であろう。

今回の事例は神経難病の患者の介護者であるが，介護者は老人介護，心身障害児（者）介護，介護職などその領域は広く，膨大な数に及んでいる。また，在宅介護を担当している家族は核家族化の進行によって家庭介護力の弱体化があり，被介護者の在宅療養をいかに支えるかが大きな社会的問題ともなっている。訪問看護ステーション，ホームヘルパー，デイケア，ショートステイ，介護保険などの在宅支援システムの構築が進んできている。しかしなお，介護の主体は家族であり，介護者の心身の健康問題をもたらしている。自律訓練法は，これらの介護者の心身の健康問題の軽減への効果を発揮することができるだろう。

注

注129：服薬内容は以下である。ロラゼパム（ワイパックス）0.5 mg（毎食後各1錠），
フルボキサミン（デプロメール）50 mg（毎食後各1錠），エスタゾラム（ユーロジン）
2 mg（就寝前1錠），フルニトラゼパム（サイレース）2 mg（就寝前1錠），トリアゾ
ラム（ハルシオン）0.25 mg（就寝前1錠），エチゾラム（デパス）0.5 mg（不安時1
回1錠），センナ・センナ実顆粒（アローゼン）1 g（就寝前1包），ピコスルファート
ナトリウム水和物（ラキソベロン液）0.75 %（便秘時1回15滴）《心療内科クリニック》
カルボシスティン（ムコダイン）250 mg（毎食後各2錠），ベタネコール塩化物（ベサ
コリン散）5 %（毎食各1錠），ウルソデオキシコール酸（ウルソ）100 mg（毎食後
各1錠），ジメチコン（ガスコン）40 mg（毎食後各1錠），アムロジピンベシル酸塩（ア
ムロジン）5 mg（朝食後1錠），ラニチジン塩酸塩（ザンタック）75 mg（朝・夕食後
各1錠）《内科クリニック処方》

注130：このように，練習への過度の熱心さを示す者，不快と感じる身体的反応を示す者
では，「右腕が"かすかに"重い（温かい）」や「右腕が"ほんのり"重い（温かい）」「右
腕が"ほのかに"重い（温かい）」のように身体的反応を抑制するために「減弱公式」を
用いる。

注131：クライエントの自主的な動きを支持し，練習に主体的に取り組む姿勢を促すこと，
自主的・主体的な動きを肯定的に評価することは，自己肯定感を高めるためである。と
くにこのクライエントは，夫との関係の中で「いつも怒られてばかり」であり，自分が
否定される経験が多いため肯定的評価を積極的に行った。

注132：練習公式は温感練習（右腕がほんのり温かい－左腕がほんのり温かい－両腕がほ
んのり温かい，のままであったが，その練習時の体感内容は腕のみでなく心身両面に及
んでいる。高齢者は，公式内容を変えていくと，新しい練習内容に慣れるまでに時間が
かかることがある。そのため，慣れている練習内容（公式）を繰り返す方が「うまくいっ
ている」という成功体験を持たせやすい。

注133：自律訓練法は，クライエントの各公式ステップでの体感的変化の有無を確認しつ
つ段階を追って公式練習を続けるのが通常のやり方である。しかし，不安傾向・完全癖
傾向が高いクライエントは，自律訓練法の進み具合を気にしすぎ，また完璧を求めすぎ
て，小さな変化を「この程度ではまだまだ」と考えて「どうしてもうまくいかない」と
焦りを感じることがある。治療効果への期待が高すぎると，自分が期待した程度の効果
が得られない時に，継続練習への意欲が低下しやすくなる。

注134：几帳面・真面目な人は，与えられた課題に過度に熱心に取り組む傾向がある。そ
うした姿勢は，受動的注意集中から能動的注意集中に移行してしまう可能性がある。指
導者は，クライエントの性格傾向・不安や焦りの程度，過剰な期待の有無などに配慮し，
自律訓練法に取り組む基本姿勢を繰り返し伝えることが必要である。

注135：このときは，自律訓練法による筋弛緩・リラックス感を実感してもらうことを主
目的とした。そのため，導入当初は練習姿勢を仰臥姿勢とし就寝前に練習を行ってもらっ
た。単純椅子姿勢の導入は，自律訓練法の効果をある程度実感できるようになった時点
で検討することとした。

注136：このように，自律訓練法は習得すべき課題であるとの負担感からリラックス感を
得られなかったTさんが，自発的に練習を行い，「休めるようになった」と表現したこ

とは，Ｔさんが自らの力で心身の状態をコントロールし始めたことを意味している。同時に，練習へのモティベーションが高まっているため，練習に取り組む心理的な構え，練習姿勢や環境調整などの工夫で自律訓練法の効果を一層実感できれば，症状の頻度・強度が緩和される，という良循環に発展していく。

注137：今回も，職場復帰に「今度こそ失敗できない」という思いが強く，それため自律訓練法の習得がＮさんにとって"最後の砦"となっているようにみえた。このように自律訓練法を習得しなければならないという強い思いを抱えたスタートであるため練習中に緊張状態が生じていた。Ｎさんの「リラクセーション法を身につけたい」という思いは空回りしていた。

注138：これは，薬の力を借りてリラックス状態となった時の身体感覚の変化を速やかに実感すること，練習時の心身の緊張状態を軽減すること，練習成果が出ないことで出現する焦燥感・自己否定的思考を少なくすること，成功体験をもたせること，を目的としている。

注139：このように「やってみたい」「試してみたい」という表現が出ているときは，治療の転回点でもあるが，Ｎさんのように自己否定的で失敗を許容できないクライエントは，自分の「やってみる」行動がうまくいかなかったときに落ち込んだり自責につながったり，不安定になりやすい。そのため，失敗してもよいことをさりげなく伝え，試行錯誤しつつ効果的に練習できることが増えていけばよい，という考えを持ってもらうことが大切である。

注140：自律訓練法の指導者は，自律訓練法の適用可否はもちろん，標的症状の頻度・強度，練習を阻害する症状（不安・焦燥感など）の頻度・強度をアセスメントしながら，対応していくことが必要である。

注141：処方内容は，朝・夕食後にブロマゼパム（レキソタン）1 mg 1錠，就前にロルメタゼパム（エバミール）1 mg 1錠であった。医師の処方からは，睡眠を整え休養を十分にとることで過疲労状態を軽減し，抗不安薬で不安・焦燥感を軽減するという治療意図が推測できた。

注142：Ｕさんの場合は，自律訓練法によって治療を行う標的症状は，筋緊張性頭痛であり，首・肩の筋弛緩によって頭痛症状が緩和することが見込まれる。一方で，首・肩の筋緊張が強く，自律訓練法を実施した際に，首・肩に痛みを自覚する可能性が予測できる。自律訓練法によって腕の筋弛緩が生じた際に，筋緊張の強い部分はその緊張が続き，首・肩以外の部位との対比で，首・肩の筋緊張を痛みという形で感じるためである。「自律訓練中に首や肩が痛くなる」と訴えがある場合は，自律訓練法によって状態が悪化したのではなく，一時的なものであること，そして自律訓練法の継続によって筋弛緩状態を繰り返していけば，筋緊張は緩和していくことを説明した。これは自律訓練法への不安を取り除き，継続練習へのモティベーションを維持する工夫である。

注143：対人緊張の強いクライエントでは，馴染みのない指導者の前で仰臥姿勢をとることは緊張感が高まる要因になる。その場合は，単純椅子姿勢（用意があれば安楽椅子姿勢）で導入し，自宅での練習は仰臥姿勢で行うように指導する。

注144：このとき，もし「公式の意味は理解できるが，やはり不快なイメージが強くて不安になる」という表現があるなら，第2公式である温感練習から練習を開始してよい。重感と温感は表裏一体の関係にあり，腕や脚が温かく感じることは，筋肉が弛緩し重く

感じる状態になっているからである。

注 145：説明の内容は，「入浴や飲酒と自律訓練法を同時に行うと，血管の拡張が大きくなり過剰な反応が起こる可能性があります。具体的には，血圧が急激に下がったり，ふらつきやめまい，強い脱力につながるおそれがあります。入浴中でなく入浴後に練習して下さい。飲酒後も，動悸や顔のほてり，ふらつきなどが強まることがありますので，練習は止めましょう」と伝えた。

注 146：このようにクライエントを取り巻く状況の変化によって，症状の頻度や強度が強まることがある。そして，この時期の指導のあり方は重要である。症状が強くなると，クライエントが「自律訓練法は効かない」と感じてしまい，症状への対処不能感を持つことにつながりやすい。このとき指導者は，クライエントがどのように症状に対応しているのか，どのように感じているのかを丁寧に確認することが必要である。そのうえで，どのように考えて練習を行うか，について改めて指導しておく。

注 147：著者は，Ｕさんの不安な気持ちを汲みながら，自律訓練法を継続して行うことで，症状が出にくくなり，現れてもその強度は低くなることを伝えた。このことは，練習への意欲を低下させないために重要である。

注 148：著者はよく例え話をつかって説明する。「火を症状に例えると，消火器の役割を担うのが薬で，速やかに火を消してくれる。一方で，自律訓練法は少しずつ燃える物を湿らせて発火しにくくし，たとえ発火しても大きく燃え広がらないようにし，火を消しやすくする方法である」などである。

注 149：パロキセチン塩酸塩（パキシル）30 mg 1 錠，フルニトラゼパム（サイレース）2 mg 1 錠，ミルタゼピン（リフレックス）15 mg 1 錠，エチゾラム（デパス）0.5 mg 2 錠。

注 150：うつ病では，不安・焦燥感，否定的思考が強いが，自殺企図の既往や希死念慮はないことから，初回面接時から自律訓練法を導入した。希死念慮が強いクライエントでは，薬物療法によって精神症状が軽快してから導入するか，導入を避けることが望ましい。本事例では，希死念慮がみられなかったため自律訓練法を導入したが，練習過程で希死感を含めた否定的・悲観的思考が強まる場合は，練習時間の縮小，もしくは一時的に練習を中止し精神症状の安定を待って再導入を検討することとした。

注 151：周囲の音が聞こえている方が変性意識状態は深まりにくいため，1 日 1 回昼の練習から始める。練習中または練習後に「嫌な感じ」「不安や緊張感が強まる」などがある場合は，練習を中止し，その回の練習は終了とする。練習中・練習後の不快感・不安感がある場合は，主治医または指導者と速やかに連絡し対策を検討すること，を伝えた。安定して練習が続けられるようであるなら通常の練習手続きに戻す予定である。

注 152：美容院に行けない，電車に乗れないという訴えは，多くのクライエントが訴える日常生活上での困難である。この段階での美容院に行けるようにするための座位での練習は，著者が自律訓練法を続けてきたことでクライエントが自分の心身の状態をコントロールできるとの確信が深まっている，と判断したため導入することとした。

注 153：クライエントによくみられるのは，練習に習熟していない段階で，症状が出やすい条件があるときに自律訓練法を行い「症状がコントロールできなかった」と失敗感を強めてしまうことである。このような行動は，「早く何でもできるようになりたい」という焦りによるものである。この時にクライエントは，これまでやってきた練習過程の

全てが無駄だったのではないかと考えたり，自信をなくしやすい。指導者は，確実に成功体験を持たせるためにクライエントの練習経過を見ながらどのタイミングで症状出現時に練習するかを適切に判断しなければならない。

注154：特殊公式の追加は，クライエントから，「どうしても苦手で苦痛な家事がある。それを楽にできるように自律訓練法を応用できないか」との希望がだされたためである。そこで，クライエントと一緒に特殊公式（中和公式：掃除をするのは何でもない。片づけるのは何でもない）の文言を考えた。クライエントは，「なんか面白い」「これが単純で言いやすい」と感想を述べ積極的に公式作りに関わった。

注155：特殊公式の追加の理由は著者が，クライエントがこれまでの自律訓練体験を通して，「自分は着実に自律訓練法をマスターしている」自律訓練法を行うことで日常生活が楽になっている」という「自信をもっている」こと，この自信を背景に生活上の問題に自律訓練法を応用する意欲が高まっていると理解したためである。

注156：身体をリラックスさせることが苦手であるため，自律訓練法の導入を行った。練習後は，著者が自分の傍にいるという不安・恐怖感よりも，練習によって落ち着いたと話していたことから，訓練の継続は効果的だと判断した。

注157：クライエントは，「臭かったらどうしよう」「周りの人に不快な思いにさせたらどうしよう」という不安が強いため，うまくコントロールできなければ自信を無くしてしまう可能性が高いため，症状コントロールに自信を持ち始めた段階で特殊公式を追加した。特殊公式の追加に際しては，自律訓練法は，「この方法は自分に合っている」「自律訓練法によって日常生活が楽になってきている」とクライエントが感じ始めてから導入することが重要である。

注158：エチゾラム（デパス）0.25 mg 2錠，エスシタロプラムシュウ塩酸（レクサプロ）5 mg 1錠。

注159：改善のために自分でできることをしようという意欲が高いこと，異動先での現実に対処する方法を増やすこと，などを考慮して自律訓練法を導入した。

注160：クライエントの中には，服薬について不安や心配があっても主治医に相談せず，服薬を自己中断してしまう人がいる。そのためカウンセリングでは，小さな不安でも取り上げ，必要に応じて主治医に相談するよう促した。クライエントが相談すれば，主治医が受けとめ，処方を変更することがわかると，自ら主治医に相談できるようになる場合が多い。症状が強いクライエントでは，面接場面で，受診意欲や服薬意識を高める工夫も重要である。

注161：これまで挫折体験がなかったクライエントは，精神的な問題で服薬することへの抵抗感が強く，自律訓練法のほうが馴染みやすかった。そこで，自律訓練法について詳細に説明（自律訓練法の治癒メカニズム，取り組む姿勢，どのような反応が起こればよいのか，など）し，面接時の練習では血圧・脈拍の変化を基に練習が効果的に進んでいることを伝え，練習意欲の維持を心がけた。

注162：多くのクライエントにみられるが，症状が軽快すると，自律訓練法の練習をしなくなることがある。このクライエントも同様の傾向がみられた。異動の内示があり，クライエントの不安が強まったことを機に，練習の再開を促した。どのタイミングで練習再開を促すかは，ケースバイケースである。1つの目安として，クライエントの症状が再燃した際に再開を伝えると，導入時とは異なるモティベーションで練習に臨むクライ

エントが多い。クライエントの練習意欲が高まるように，面接中の練習（単純椅子姿勢）で，脈拍・血圧が安定傾向を示すことを伝えた。

注163：面接終結時の心理教育的アプローチとして，良い状態を維持するために，うっ憤をため込まず早めに言語化する，自律訓練法を継続する，の2点が大切であることを伝えた。

注164：初回面接場面で，過緊張のため思うように話しができない様子がみられたこと，「肩こりや身体が固くなって，服薬しないと寝つけない」と訴えたこと，家庭内にも不安要因があったことなどから，緊張の軽減が効果的な援助法と判断し自律訓練法を導入した。

注165：自律訓練法の導入で，早期にリラックス状態を実感し緊張症状の軽減が得られたことから，自律訓練法はクライエントに適切な方法であると判断した。さらにさまざまな場面で練習できるように単純椅子姿勢を指導し，職場でも昼休みや緊張感が高まった際に練習することを促した。

注166：几帳面で真面目なクライエントには，体感的な変化を実感できないこともあること，変化が体感できないことは必ずしも練習の失敗ではないこと，多忙や体調不良時には練習しないことがあってもかまわないことを伝えておく。指導者は，クライエントが自律訓練法の練習をすること，その効果を感じないことは練習の仕方の問題ではないこと，を伝えておく。

注167：面接開始以降，強迫症状を訴えることはなかったが，強迫傾向がクライエントの生活のしにくさをもたらしていたことが明らかになった。そこで，この時点で，クライエントの真面目さや勤勉さは，クライエントの困惑を生み出す要因となっていること，事態に対処するときに「あえて動かないで様子を見守ってみる」という態度も必要であることを伝えた。この時点で，クライエントは，前述の対処法を獲得し始めていたため，「今できていることがとても大切なこと」であり，クライエント自身が，「自分なりに工夫して行う力を持っている」ことも伝えた。

注168：クライエントは几帳面で練習も服薬と同様に一定の時間に行うものと理解していた。そのため，日常の生活リズムに合わせて臨機応変に練習して構わないこと，早く安定するためにと気合を入れすぎないこと，練習回数を増やしすぎないことを伝えた。几帳面・強迫的・完全癖などの性格・行動傾向があるクライエントでは，練習方法や取り組みの態度について適宜確認しつつ進めていくことが望ましい。

注169：医師・保健師・理学療法士・作業療法士・ソーシャルワーカー・臨床心理士などの職種が集まり，疾患の理解と療養援助の方法について，デイケア，自律訓練法による介護者の介護疲労軽減援助などを行っている。

注170：頭痛やめまい，肩こり，倦怠感などは睡眠時間の短縮や熟眠できないことに由来するのではないかと考え，睡眠状態の改善を意図した。

注171：1日3回の練習が基本であるが，日中家事と介護に追われており，夫に呼ばれたときすぐに動かないと叱責されるため日中は練習時間を取りにくいという。そのため，1日の作業を終えた就床時に練習するよう伝えた。1日3回の練習という手続きにこだわるより，練習を継続しやすい条件の中で続けることを優先したためである。

注172：2週目で入眠困難が軽減されつつある。睡眠障害は比較的早い段階で改善傾向を示しやすい。これに併せて頭痛，めまいなどの症状が軽減してきている。

注173：身体的自覚症状の軽減に伴い精神的にも自由さがみられるようになり，自分の感

じていること，考えていることを率直に表現するようになっている。

注174：著者が，介護者が感じているだろう感情内容を言葉にして伝えたことは，介護者が本音を表現しやすくする工夫である。このタイミングでの介入は，介護者が第三者である著者に「面倒見たくなくなる」というように内面で感じている感情を表現したからである。そのことは介護者が自らの内面の感情もはっきりと自覚していること，著者との2人の場が何でも話してよい場と理解されていること，また著者に否定的な感情表現しても許容されるという安心感・信頼感をもつようになっていることを意味している。こうした介入のタイミングは，指導後4週～6週程度経過した時期が望ましい。この時期は，自覚症状の改善傾向がみられ，この方法で楽になっていけるだろうという技法への安心感が形成されており，同時に著者との間に一定の信頼感が形成されているからである。

注175：さまざまな身体的・精神的自覚症状を持つ介護者は，副介護者がおらず，看護師・ヘルパーなどの人的援助，デイケア・ショートステイなどの機能を活用していないことが多い。指導者との信頼関係が形成された後に外部援助を受けるよう勧めると比較的容易に援助を受け入れやすい。自律訓練法の指導を受けるという外部援助を受け入れることが，次の外部援助を受け入れやすくする効果ももっている。[21]

注176：身体的・精神的自覚症状の軽減と精神的自由さ（率直な感情表現と辛さを言語化できるようになっている）を獲得していることから，指導の終了を提案した。本人の強い要請があり，指導期間を延長した。Tさんにとって療養教室は，他の患者家族との交流の場でもあり，患者を支える方法を学ぶ場であるにとどまらず自分の精神的な居場所という側面をもっている。

VII

自律訓練法に関するQ & A

　ここでは，自律訓練法を指導しているときにクライエントから質問を受ける内容を取り上げておきたい。多くの質問内容は，練習の進め方，取り組みの姿勢，うまく練習が進んでいるかの確認である。疑問を持った時に，ここを参考にしつつ練習を効果的に進めて欲しい。

1　効果が現れる時期

Q どのくらい練習すると効果が出てくるのですか？

A 自律訓練法は，数回練習すれば目立った変化があるという方法ではありません。効果の現れ方は，毎日練習を続けているうちに，そういえば最近，肩こりが気にならなくなった，倦怠感が減ってきた，寝つきがよくなってきた，というように感じるものです。一般的には2週間程度練習を継続することで肯定的な変化を自覚することが多いようです。

2　練習姿勢

Q 眠る時に脚を曲げたり腕を組んでいます。練習姿勢もそのようでいいですか？

A 仰臥姿勢で練習を行う際は，仰向けで腕を体幹部から少し離し，脚も少し離し気味にしておくというのが基本姿勢です。この姿勢が筋弛緩状態を作りやすいからです。腕を組んだり脚を曲げることは脚や腕に筋緊張が残りやすくなります。夜間の練習では，仰臥姿勢で練習した後に睡眠に入る時に自分のいつもの姿勢にします。それでもどうしても落ち着かないなら，腕を胸で組むのではなく，手を腹部において練習してみて下さい。

Q 仰向けで練習すると息苦しい感じになります。そのまま練習を続けるべきですか？

A 仰臥姿勢との関連で練習中に息苦しいと感じることが多いなら，膝枕をして膝関節を軽く曲げる姿勢を作って練習してみて下さい。喘息・気管支炎など呼吸器系の疾患のために息苦しさを感じる場合は，その練習を避けて下さい。

Q 仰臥姿勢では頭が右または左に傾いてしまうが，傾いても大丈夫ですか？

A 頭部は均等の形をしているわけではありません。また表4（p.43）にあるように頭部は弛緩しやすい部位でもあります。枕を用意しても頭部が右または左へ傾いてしまうことがあります。左右に傾くことを気にする必要はありません。

Q 仰臥姿勢の時，掌が上向きだったり下向きになったりしますが，かまいませんか？

A 仰臥姿勢で腕を体幹部から若干離して置いたとき，個々人によって掌の向きが上向きだったり下向きだったりします。自分が楽だと感じる向きでかまいません。練習のたびに変わることがあってもかまいません。

Q 仰臥姿勢では，腰が痛くなります。どうしたらいいですか？

A 腰痛を起こしやすい人，肥満傾向がある人，長時間練習になりがちな人では，練習中に腰が痛くなり，そのことが気になり練習を続けることが苦痛になることがよくあります。膝枕を用意して練習してみて下さい。

Q 単純椅子姿勢で腕を垂らして練習すると身体がイライラする感じがあります。

A 単純椅子姿勢での腕の位置は，大腿部に置く，脇に垂らしておくといった2通りの方法があります。脇に垂らす方が重感を体感しやすいが，時に重感を強く感じすぎて不快感，イライラ感がみられることがあります。そういう場合は，腕を大腿部に置いて練習しましょう。

Q 練習中に頬が痒いことがあるが，掻いてもかまいませんか？

A 練習していると皮膚温が上昇し，時に痒みが出ることがあります。そのまま放置しても自然に消失することもありますが，気になるのなら掻いて下さい。その後に元の練習姿勢に戻るようにします。

3　練習環境について

Q 周りの物音が気になって練習できないのですが，音は遮断した方がいいですか？

A 練習場所が騒音の激しい場所ではないですか？　できるだけ静かな場所で練習して下さい。冷蔵庫のモーター音，車のエンジン音，人の足音，時計の音……自分が横になって静かにしていると，これまで意識していなかった周囲の物音が気になることがあります。

これらの音を全く遮断するのは不可能です。できるだけ静かな部屋で練習してみましょう。

Q 周りの物音にイライラして練習が苦痛になります。

A 感情が高ぶった状態にあるとき練習するとイライラ感や落ち着かない気分になることがあります。イライラして練習ができないなら，その回は中断します。練習を繰り返しているうちに周囲の物音が気になることは減ってきます。練習に習熟してくると，騒音のある場所（電車やバスの中など）でも練習できるようになります。

Q 練習中は布団や毛布を掛けない方がいいですか？

A 練習中は掛物をしないのが基本です。秋・冬など気温が低い時期はエアコンで温度調整しながら練習しますが，それでも肌寒さが気になるようなら薄手のタオルケットや毛布など，掛物を用意してもかまいません。掛物は胸から下を覆うようにし，消去動作の妨げにならないように腕は掛物の上に出しておきましょう。

Q ベッドのような柔らかい所と畳の上での練習に効果の差があります
か？

A 効果そのものに影響はありません。畳・板間など比較的固めの場所で
横になっていると臀部が圧迫されて痛みが気になり，落ち着かなく
なってしまうことがあります。ゆったり落ち着いて練習ができないなと感
じる条件では効果に差が出てくることもあります。

Q 照明は消して練習すべきですか？　真っ暗にすると落ち着きません。

A 練習場所としては，暑すぎず寒すぎず，明るすぎず暗すぎず，静かな
所を選びます。自分が心地よいと感じる条件を作って練習して下さい。
真っ暗であることを避けたいなら豆電球だけを点灯する，もしくは間接照
明を使ってみてはいかがですか。

Q 練習の前にストレッチをやった方が効果的だと思いますが，いかがで
すか？

A ストレッチをした後の方が効果的に筋弛緩状態を作りやすくなりま
す。筋弛緩法（リラクセーション法）としてはそうしたやり方もあり
ます。しかし，それは自律訓練法の手続きではありませんので自律訓練法
とは言えなくなります。毎回の練習の前にストレッチするのは煩雑に感じ
てしまうかもしれません。まずは，そのような操作をせずに練習してみて
下さい。慣れたらストレッチをしなくても自律訓練法だけで十分に筋弛緩
状態を作ることができます。

Q 練習すると子どもが邪魔して練習しにくいのですが。

A 子育て中の主婦は，昼に仰臥姿勢で練習していると，子どもが声をか
けたり体の上に乗ってくることがあり，練習時間を作ることに苦慮し
たり，ゆったりした気分で練習することが難しいものです。このような場
合には，子どもが昼寝しているときに練習するか，朝・夕の布団の中にい
る時間を活用するようにしましょう。

Q 朝の練習は気ぜわしくてうまくいかない，練習時間が作りにくいのですが。

A 朝目覚めたときに練習すると二度寝することがあり，また外出時間が気になりゆったりした気分で練習できないことがあります。学生や勤労者は学校や職場に向かう電車の中で座位での練習することを考えてみてはいかがですか。なお，その際は消去動作に工夫が必要です。家庭で過ごすことが多い主婦は，家族を送り出した後の家事の空き時間に練習するようにしましょう。

Q 入浴中に練習するのはどうだろう？

A 温めのお風呂にゆったり浸かることは，健康にもリラックスする上でも大切です。リラックス効果のある入浴中に練習するともっと効果が上がるのでは？　という考えは理解できます。ですが，入浴中は筋肉が緩み血管が拡張し血圧も下がり気味になっています。そのときに練習すると，一層，血管が拡張して血圧が下がり，めまい，立ちくらみ，嘔気が起こることがあります。また，胸部まで湯船に浸っているときには水圧による圧迫感で息苦しく感じることもあります。入浴中の練習はリスクがありますので止めましょう。ただし，入浴後に練習するのはかまいません。

Q 飲酒後の練習はどうしますか？

A アルコールが入ると，鼓動が速くなります。鼓動がわかるときは，血液の循環も良くなっています。その際に横になっていると，余計に鼓動が気になってしまうことになります。また，血流量の増加などのために不快な反応が増える可能性があります。練習するのは止めましょう。

Q タバコを吸いますが，練習前後は控えた方がいいのですか？

A タバコを吸っていることが直接練習の阻害要因にはなりません。喫煙量が多い人は喉を痛めていることが多いので練習すると咳き込んでし

まうことがあるかもしれません。咳が続くと筋弛緩状態が作りにくくなります。その意味では，練習の阻害要因になるかもしれませんが，練習前にたばこを控えなければならないということはありません。

4　練習回数・練習時間・呼吸

Q 練習の回数は？　週1回程度でも効果がありますか？

A 標準的な練習回数は，朝・昼・夜と1日3回，各回3回ずつになります。朝早く出かけ，帰宅も遅くてなかなか練習時間が取れないという場合は，就寝時の1回だけでもかまいません。2週間程度練習を継続すると効果が実感できます。練習回数が少ない場合は，練習成果を自覚するのに時間がかかることになります。短時間でもできるだけ毎日続けるよう心がけて下さい。

Q 1回の練習時間はどのくらいが適切ですか？

A 練習時間には，長時間練習，短時間練習などさまざまな練習方法があります。長時間練習では3回の練習を終える時間が20〜30分，長い場合には60分というやり方ですが，多忙な現代人には余り長い練習時間は適切ではありません。
例えば，簡便法のステップ①（p.81）の練習（右腕が重い，左腕が重い，両腕が重い）では，「右腕が重い」を4〜5回頭の中で唱えるようにし，時間としては20〜30秒程度，左腕・両腕のセリフの時間を合計すると1分30秒程度，3回繰り返すので，全体では4〜5分程度となります。
ただし，時間を計りながら練習する必要はありません。大体この程度の時間かな？という目安でかまいません。

Q 1日何回やってもいいですか？

A まったくかまいません。ただ，練習を何回もやりたいと考える人は，何らかの困惑している症状があって，早く元気になりたい！　早くマスターしたい！という思いが強いことがあり，そのため「何回も練習を

しなければ！」と考えるようになっていることが多いのです。その結果，練習に気合入りすぎていることがあります。早く症状を改善したいと焦ってしまうと練習がうまくいかなくなります。1日に3回以上練習するより回数が少なくてもゆったりした態度でコツコツ練習していく方が効果的です。

Q 練習は決まった時間にやったほうがいいですか？

A 決まった時間に練習する必要はありません。生活していると突然外出しなければならないこと，遅く帰宅することもあります。時には練習時間が取れないこともあるかもしれません。朝・昼・夜の練習というのは，1日3回程度やった方が練習のマスターが早くなり，効果が現れやすいということです。練習可能な時間に1日1回でも2回でもコツコツと続けるよう心がけて下さい。

Q 疲れて夜の練習ができなかった時，翌朝に練習してもかまわないですか？

A 疲れてしまって練習せずに眠ってしまうこともあります。身体的にも精神的にも余裕のある時に練習しましょう。可能な限り続けて練習することを心がけて下さい。

Q 練習中の呼吸がゆっくりできないのですが。

A 自律訓練法の練習は，2〜3回ゆっくり大きく呼吸することから始まります。練習開始時の呼吸は筋弛緩状態を作りやすいように意図的に少しゆっくり呼吸します。公式を頭の中で繰り返しているときには,「ゆっくり呼吸」にこだわらずに普段の呼吸の速さで練習しましょう。

Q 練習中の呼吸は，鼻から？　口から？

A 練習中は，唇を薄く開いています。そのため，つい口呼吸になりがちです。口呼吸は口腔内が乾燥してしまい練習中に気になってしまうこ

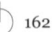

とがあります。それを避けるためにはできれば鼻呼吸の方がよいのですが，鼻呼吸でなければいけないということでもありません。こだわらないで楽に練習できる方法を選んで下さい。

5　公式の唱え方

Q 公式（セリフ）と呼吸のリズムが合わないのですが。

A セリフの言い方のコツは，呼吸のリズムに合わせることですが，中には呼吸のリズムに合わせようとすると息苦しいと感じる人や呼吸に合わせることにこだわってしまう人がいます。その場合には，「呼吸のリズム」にこだわらずに自分が言いやすいリズムでセリフを繰り返すようにします。

Q 自律訓練法の公式の間隔はどう考えればよいですか？

A 公式の間隔というのは3通り考えることができます。

① 公式を暗唱するときのセリフ内の間隔：「右腕が重い」の場合は，「右腕が〜重い〜」のように「右腕」を唱えた後，少し間を置いて「重い〜」と繰り返します。
② 公式が複数あるときのセリフ間の間隔：「右腕が重い」「左腕が重い」「両腕が重い」という公式の場合の間隔については，「右腕が重い」を4〜5回繰り返し終えたら，間をおかずに「左腕が重い」を4〜5回繰り返し，同様に「両腕が重い」を4〜5回繰り返します。セリフとセリフの間隔をあける必要はありません。
③ 1回目と2回目，3回目と続けるときの間隔：例えば，朝の1回目の「右腕が重い」「左腕が重い」「両腕が重い」をそれぞれ4〜5回繰り返し終えたら，消去動作を行い1回目の練習を終えます。2回目の練習開始に10〜20秒程度あけるように説明することがありますが，1回目の練習を終えたら直ちに2回目の練習に移ってもかまいません。

Q 両腕両脚が重い（温かい）の練習はうまくいかない。片腕片脚ずつの練習でもいいですか？

A 練習開始当初は，「右腕が重い」「左腕が重い」のように片腕ずつ順に繰り返します。したがって，どこに注意を向ければよいのかわかりや

すいですが，「両腕が重い」や「両腕両脚が重い」のようにまとめた公式になると身体のどこに注意を向けるのかに困惑することがあります。片腕ずつ練習してきた内容を「両腕」とまとめていくのは練習の時間効率を上げていくことを意図しています。標準練習ステップ⑧（p.78）の「両腕両脚が重い」の練習を開始するまでに練習を積み重ねていますので，それほど難しくないと思います。ただし，ぴんと来ないと練習した気がしないなら，片腕ずつの練習でもかまいません。

Q ゆっくり公式をいう方がうまくいきます。公式を唱える速さは決まりがありますか？

A ひとつの公式を4〜5回繰り返して暗唱します。例えば，「右腕が重い」を唱える時間は4〜5回繰り返して全体で20〜30秒程度となります。この時間は目安ですから，この時間にこだわる必要はありません。公式を唱える時間を少し早くしたり遅くしてみたり自分の心地よいリズムと練習時間を探してみて下さい。

Q 練習を利き腕から始めるのはどういうことですか？

A 利き腕の方が筋肉量も多く弛緩状態を体感しやすい。そのために利き腕・利き脚から公式が始まります。練習していると腕でも脚でも利き側の方がより体感しやすいことに気がつきやすいのです。

Q セリフを4〜5回というのは数えて間違えない方がいいですか？

A セリフを4〜5回繰り返すというのは目安です。セリフを繰り返した回数を数える必要はありません。4〜5回繰り返したかなと思ったら，次のセリフに移るようにします。実際には3回しか繰り返していないことや6〜7回ということもあるかもしれません。セリフを唱える回数にこだわらずに。ゆったりした時間を作っているというつもりで練習して下さい。

Q セリフの言い方にコツはありますか？

A 呼吸に合わせて唱えた方がよいです。息を吸いながら「右腕が」，吐きながら「重〜い」のように呼吸のリズムに合わせて言うようにします。のんびりゆったり公式を頭の中で繰り返すようにします。

Q 暗唱するより声に出した方がやりやすいのですが。

A 自律訓練法は，筋肉を弛緩してリラックスした状態を作っていきます。それゆえにセリフも声を出さず頭の中で繰り返すようにします。できるだけ唇も動かさないのが基本的な練習法です。ただし，暗唱する方法では雑念が浮かんで来ることがあるため練習が妨げられてしまうことがあります。そういう時の工夫として，ことばにする方法が雑念に振り回されずに練習しやすいのなら，つぶやくようにことばにしながら練習してかまいません。

Q 練習中に眠ってしまった，どこまでやったかわからなくなったときは最初からやり直すの？

A 最初に戻る必要はありません。自律訓練法は，練習によってリラックスした状態を作ります。そうすると頭がぼんやりした状態になり，眠くなったり，うっかり眠ってしまうことがよくあります。セリフの途中でどこまで繰り返したか忘れてしまったら，「ここまでやったような気がする」ということであればその次の公式（セリフ）から続けるようにします。

Q 練習中にどうしても眠ってしまいます。慣れたら眠らなくなりますか？

A 自律訓練法は自律神経系の調節を行います。重・温感など第5公式までは副交感神経の活性化の練習をしています。睡眠は副交感神経の働きによるものですから練習中に眠気が強くなるのは当然ともいえます。気づいたら眠ってしまっていたということも多いのです。練習に慣れてきても疲労状態や睡眠不足があるときには眠ってしまうことがあります。

Q 練習中に眠ってしまうが，無理に起きていることはないですか？

A 前項の質問と関連しますが，自律訓練法の練習中に眠気があるのは避けにくいものです。眠気があること自体は練習がうまくいっていると理解してかまいません。覚醒下で練習を最後まで続ける方が望ましいのですが，眠ってしまったから練習は失敗ということではありません。

眠ってしまったのは練習の結果ですから気にしなくてかまいません。眠気を振り払うように起きている努力をする必要はありません。

Q 練習して朝まで眠ってしまっても問題はありませんか？

A 就寝前にベッドで練習する際は，気づいたら朝を迎えていたということがあります。消去動作をしないまま練習中に眠ってしまったら何らかの問題が起こるということはありません。

睡眠障害の治療法として自律訓練法を用いる場合は，練習中に眠気が現れたらそのまま眠ってしまうこともあります。練習中に寝てしまったから起床時に消去動作をしなければならないということはありません。

Q 練習中に眠くなる時と眠くないときがあるが，どちらが身体的には好ましいのですか？

A 練習中に眠くなるときと眠くならないことがあります。どちらが好ましいということはありませんが，眠くなるときは副交感神経の働きが活性化され心身の休息状態が生まれています。眠くないときは，変性意識状態で頭がクリアな状態になる場合，また何かしら気になることがある場合や身体的な不調がある場合に多くみられます。疲労感が強い場合でも眠くなることがあるし，疲労感がない場合は眠くなりにくいものです。どのような要因で生じた現象かによって意味が異なります。

6　練習中に起こること：各公式との関連

Q 腕は重くなるが脚は重くならない。練習の仕方が悪いのですか？

A 練習中の重・温感を体感しやすい部位，体感しにくい部位があります。体感しやすい部位は，利き側＞非利き側，腕＞脚となります。脚が体感しにくいというのは珍しい現象ではありません。練習法の問題というよ

り，そういう傾向があると理解しましょう。

Q 重感練習中に温感を感じます。これは問題がありますか？

A 第1公式重感練習の後に第2公式温感練習と続いていきます。重感練習の練習が先になるのは，温感練習より体感しやすいからです。重感練習は筋弛緩状態を体感するものですから，重感がわかるということは副交感神経の働きが活性化していることを意味します。そのことは同時に腕・脚といった末梢の血流量の増加も伴っています。重感練習中に温感を体感することは，第2公式を先取りしていると理解しましょう。

Q 右腕の重感の後，左腕の練習中も右腕が重いのですが，これでいいのですか？

A 自律訓練法は筋弛緩状態を作ることで心身の休息を促す方法です。重感を体感しやすくするために，「右腕」「左腕」と順番に注意を向けていきます。「左腕」に注意を向けているときに「右腕」が弛緩していないのではありません。同時に弛緩状態にありますから「左腕」に注意を向けても「右腕」も重く感じる状態にあります。

Q 温感練習で腕だけでなく全身がポカポカしたのですが，これでいいのですか？

A 温感練習は腕・脚の温かさを体感する練習です。練習によって血流量が増加すると全体が温かく感じます。全く問題はありません。もし，この皮膚温の上昇が不快に感じるほど熱くなるなら，「右腕が温かい」を「右腕がほのかに温かい」のように反応を弱める公式（減弱公式）に変えましょう。

Q 気温が上がってきて温感が感じにくくなりました。夏でも温感はあるのですか？

A 練習中に末梢の血流量の増加が起こります。それを温かいと体感するのです。外界の温度と皮膚温に差があるときにより一層温感を感じます。夏になると，外界温度と皮膚温の差が少なくなるので体感しにくくな

るのですが，皮膚温は上昇しています。

Q　腕が重くなった後にしびれることがあります。血流が悪くなったのですか？

A　練習中に末梢の血流量の増加が起こります。その時に，手指部のしびれを感じることがあります。しびれ感が強く不快に感じるようなら，手指をグーパーするように数回開閉すると解消できます。

Q　・腹式呼吸がうまくできないのですが。
　　・呼吸調整は意識すると難しい。何かコツがありますか？

A　関連事項として一括して答えます。練習中の呼吸状態は自然に腹式呼吸になっていきますが，腹式呼吸にしようと考えると次第に息苦しさを感じることが多くなります。同様に呼吸調整練習も呼吸状態に意識が向かいすぎると息苦しさを感じることがあります。ゆったりした呼吸を繰り返していても息苦しい・違和感があるという場合は，呼吸状態に意識を向けず，ただ「楽に呼吸している」という公式を頭の中で繰り返すようにします。

Q　練習中に鼓動を感じました。勘違いですか？

A　第３公式が心臓調整練習です。心身をゆったり落ち着いた状態にすると，心臓，頸部，腹部，手首，鼠蹊部などで鼓動を感じます。重・温感練習時に鼓動を感じることもあります。鼓動を，第１，第２公式の練習中に体感したというなら第３公式の練習内容を先取りしたと考えましょう。

Q　心音が聴こえると気持ち悪く感じ不安になります。練習を続けてもいいのですか？

A　普段の生活の中で鼓動を感じるというのは，緊張している，不整脈など体調不良の時です。そのため，安静時に鼓動を感じると不安になることがあるかもしれませんが，気にする必要はありません。第３公式の練

習内容がすでにうまくできていると考えましょう。

Q 練習のたびにお腹が鳴るのですが。

A 特に空腹でもないのに練習をするとゴロゴロお腹が鳴ること（腹鳴）があります。これは練習が効果的に進んでいるときに起こるものです。身体がリラックスして副交感神経が活性化し，腸の蠕動運動が活発になったことを意味しています（p.42：自律性解放現象）。

ただし，練習しているうちに腹痛・吐き気が起こるというのは，蠕動運動の活性化で説明できない現象（身体疾患）の可能性もあります。このような痛みは，胃潰瘍の初期症状であることもあります。不快な自覚症状である場合は，指導者に相談して下さい。

Q 練習後に空腹を感じました。練習と関係がありますか？

A 前項と関連しますが，練習をしていると副交感神経が活性化されます。そのため腸の蠕動運動が活発になり，その結果，空腹を感じたのかもしれません。他の可能性として，忙しく動き回っていたり，何かに気を取られていると空腹に気がつかないことがあります。練習することで冷静さを取り戻し自分が空腹であることに気づいたのかもしれません。

Q ・「額が涼しい」は，眉間に力が入ります。コツがありますか？
・重・温感は体感しやすいが，額部涼感は難しい。得手不得手はなぜ起こるのですか？

A 第1公式から第5公式までは，副交感神経を活性化する練習です。それに対し第6公式は交感神経を高める練習です。腕脚・心臓・呼吸・腹部は副交感神経を活性化しつつ額部のみは交感神経を活性化するという二つの神経を同時に活性化するという内容であるため，難度が高い練習です。うまく体感できないと困惑する方は大勢います。気にしなくてかまいません。

額部の涼感を感じなければ……と頑張りすぎると，第1公式から第5公式までに作ってきたものも壊してしまうことになりかねません。また，眉間

に力が入りやすくなります。

「額を風が通り抜けていくイメージを浮かべながら」公式を繰り返すだけのつもりで練習してみて下さい。また，手の甲を軽く吹いたり，手で額を軽く扇いでみて下さい。その時に感じた風を「涼しい風が額にあたって吹き抜ける」イメージとして思い浮かべながら公式を繰り返すとうまくいきやすくなります。

工夫してもどうしてもうまくいかないと感じるようなら，第6公式を外した内容で練習を続けても十分に自律訓練法の効果を実感することができます。

Ｑ　練習中に体温が下がったようで寒気を感じました。練習法が間違っていますか？

Ａ　練習開始当初は副交感神経が活性化（末梢の血流量が増加）し，皮膚温が上昇します。練習時間が延びるにしたがい深部温が低下してきます。そのために寒気がしてくることがあります。寒気は，外気温が低い秋・冬の時期に一層体感しやすくなります。練習法が間違っているわけではありません。気になるようであれば練習時間を少し短めにして下さい。

7　練習中に起こること：変性意識状態・自律性解放現象

Ｑ　徹夜明けの時にはどうしても力が抜けた感じがしないのですが。

Ａ　睡眠不足がある場合は，脳が興奮状態にあります。また，緊張・不安感があるときは，力が抜けないことも多々あります。毎日練習を続けていても力が抜けないという場合には，膝の枕を用いて膝関節を曲げるようにしてみて下さい。それでもうまくいかないという場合には，逆に一度力を入れてから脱力するようにします。

例えば，右腕の場合は握りこぶしを作り，右腕全体に軽く筋肉痛を感じる程度に 10 秒ほど力を入れます。その後に一気に力を抜く。次いで左腕，右脚，左脚の順に同じ要領で力を入れてから力を抜くようにします。

Ｑ　練習中に他のことを考えてしまったり夢のような内容が浮かんできます。練習を続けますか？

A 心身のリラックスした状態にあると，練習の前に気にしていたこと（明日買い物しておかなければ……），これからやらなければいけないこと（あれを片付けなければ……）などが頭に浮かんで，気がついたらセリフを言い忘れているということがあります。リラックス状態が深まった状態にあること，つまり練習がうまくいっているときに出てくる現象です。他のことに気が向いてしまっていたことに気がついた時点で再び練習に戻るようにします。

Q 練習しているとよだれがたまりますが，練習と関係ありますか？

A 練習していると副交感神経が活性化します。唾液の分泌量は交感神経が活性化すると少なくなり，副交感神経が活性化すると増えてきます。練習が効果的に進んでいる現象と理解しましょう。

Q 練習中にイライラしてくるのですが。

A 自律訓練法では，意識的にも力を抜いてリラックスした状態を作り出しています。リラックスした状態にあると，普段意識していなかった自分の気持ちの状態が自覚されることがあります。そのひとつの現象がイライラ感です。練習がうまくいっているときに出てくる現象（p.42：自律性解放現象）と考えます。ただ，余りにもイライラ感が強く，横になっているのがつらいということなら，時間をおいて練習してみるか，その回の練習を中断するようにして下さい。

Q 練習中に瞼や頬など身体のあちこちの筋肉がピクピク動きします。問題ないですか？

A 練習中に自律性解放現象（p.42）と呼ばれる現象が出現します。その一つに攣縮という反応（指，頬，腕・脚の筋肉がピクピク動く）があります。これは筋肉が弛緩しつつある時に生じるもです。自律訓練法は筋弛緩法とも言われますから，こうした現象が起こるのは必然といってもよいでしょう。

Q・練習中，時間感覚・身体感覚がぼんやりしましたが，問題ありませんか？

・練習中，腕が宙に浮いたり地面が揺れる感覚がありました。どういうことですか？

・練習中，時に幻影のようなものが見えますが，夢を見ているのですか？

・練習中，言葉が聴こえなくなるような感覚があります。どういうことですか？

A関連事項として一括して答えます。自律訓練法は意図的・操作的に変性意識状態（p.38）を作ります。そのことによって心身の休息やカタルシス効果をもたらします。変性意識状態が生じると質問にあるような時間感覚・身体感覚の変容感，浮遊感。幻影様の映像の出現，周囲の音の遮断などの感覚が起ってきます。こうした現象がみられること自体は自律訓練法が効果的に練習できていると理解できます。全く問題ありません。

ただし，練習終了後消去動作をしっかりやっても，この状態が持続するようであれば練習法の修正，練習の継続の可否について検討する必要があります。

8　練習後に起こること：消去動作

Q消去動作の意味と必要性は？

A自律訓練法は，筋肉を弛緩させてリラックスした状態を作ります。この状態は，副交感神経が活性化している状態です。練習の後に動き出す前には，「消去動作」を行い，交感神経の働きが強い状態に戻しておくことが必要になります。つまり活動するのに必要な一定の血圧や呼吸状態，筋肉の一定の緊張状態に戻しておくために行うのが消去動作です。忘れずに必ず練習の後に行うようにしましょう。

Q消去動作の際，腕に力が入らないですが，どうしたらいいですか？

A練習は筋肉の弛緩状態を作ります。そのため，消去動作をしようとするときに，「腕を動かしたくない」「腕に力が入らない」ことがよくあ

ります。そのときは，手の指をグーパーするように数回動かしたうえで腕の屈伸に移るようにして下さい。

Q 腕の屈伸以外の消去動作のバリエーションはありますか？

A 消去動作は筋肉の弛緩状態から一定の筋緊張状態に戻すための動作となります。腕の屈伸の他に「背伸びをする」「指を組んで掌を前に突き出すようにする」（p.76-77）などがあります。
電車・バスでの移動中，就職面接の前の緊張緩和など周りに他の人がいる条件下で練習するときには「指を組み，掌を前に突き出す」消去動作がよいでしょう。

Q 消去動作をせずに眠ってしまった時は，目覚めたときに消去動作をしますか？

A 夜間の練習中に眠ってしまい，目覚めたら朝になっていたということはよくあります。このときは通常の目覚めと同じように理解してかまいません。ただし，朝・昼の練習中に眠ってしまったときには目覚めたときに消去動作を行ってから動き出すようにしましょう。

Q 練習後に目の焦点が合わなくなることがあります。消去動作が足りないのですか？

A 練習後は，「すっきり目覚めた感じ」「リフレッシュした感じ」になると報告する方が多いのです。目の焦点が合わないのは，消去動作が不足した状態にあることが推測できます。消去動作の回数を増やして対応してみて下さい。

Q 練習の後に身体のだるさ，立ちくらみ，めまいがすることがあるのですが。

A 消去動作が不足していると考えられます。腕の屈伸・背伸びなどの消去動作の回数を増やします。消去動作の回数を増やしてもだるさやめまいなどの状態に変化がない場合は，隠れていた病態が顕在化した可能性があります。受診中であれば主治医に相談して下さい。またこれに併せて

練習の継続の可否も検討する必要があります。

Q 消去動作は普段の寝起きのときにやってもいいのですか？

A 睡眠から目覚めたときには，筋弛緩状態にあります。普段の寝起きのときに背伸びをしたり，腰をひねったりした後に起き上がることがあるかと思います。これは消去動作をやっているようなものです。消去動作をした方がすっきり目覚めやすいでしょう。

9 練習がうまくいっているかどうか

Q どうなっていると上手くいっているのですか？

A セリフどおりに，重だるい感じ，腕や脚がベッドに押し付けられるような感じ，腕や脚の感覚がボワーっとする感じや輪郭がはっきりしない感じ，ジーンとしびれてくるような感じ，温かい感じ，眠くなってくるなど，セリフを言っている時と言っていない時に何らかの体感的な変化を感じ取れたら上手く練習ができていると考えてかまいません。ただし，これらの反応が不快感を伴う場合は練習時間を短くするか，減弱公式（「ほのかに」「ほんのり」など）とするかの検討が必要になります。

Q 毎日，一生懸命に集中して練習しているが，うまく感じがつかめません。

A 姿勢は正しいか，体に力が入っていないか，練習に気合が入りすぎてないか，セリフの言い方が早すぎないか，体調不良はないか（風邪を引いている，生理中である，などの場合，何も感じないことがある）を確認します。「集中しよう！」と気合いが強いとリラックスした状態が作れなくなってしまう「何となくセリフを頭の中で繰り返す」という「さりげない態度」で練習しましょう。バスタオルを棒状にした膝枕（座布団を二つ折りにすることも）を使うと弛緩状態を作りやすくなります。

Q 重い感じはわかるが温かいというのがピンときません。

A 重い感じがなんとなくわかるということならそれで十分です。温感練習にこだわらず，重感練習を続けることでも十分に効果を上げることができます。最後の練習（第6公式）まで到達しなければ効果を上げないということではありません。自分がうまくできる，実感できるという練習を繰り返すだけでも十分に練習成果を得ることができます。

Q 普段から肩こりがあり，練習すると肩こりが余計強くなるのですが。

A 自律訓練法は，筋肉を弛緩させてリラックスした状態を作ります。腕や脚の筋肉が弛緩した状態になっても肩の筋肉が同時に弛緩しているとは限りません。腕や脚の重い感覚がわかるのに肩こりが強く自覚されるのは，他の部分が弛緩しても肩だけが弛緩しにくいために余計にこり感が意識されることがあります。気にせず練習を続けましょう。

Q 練習をすると膝の関節や足首が痛み出すことがありますが。

A 痛みが出現する場所を，「10年前に骨折したことがある」「足首の捻挫を繰り返していた」，そういう経験がある場合は，練習しているときにその場所がうずくように痛み出すことがあります。隠されていた問題が表面に現れてきたのだと理解できます。練習を繰り返しているうちに次第に痛みは消えてくるはずです。

10　練習ステップの進め方

Q 練習の各ステップはどのタイミングで変えるのですか？

A 練習は，第1公式のステップ①から順番に進めていきます。この練習を1週間続けます。1週間続けたら，腕の重い感じの自覚がなくてもステップ②の練習に進みます。「ぴんとこない」「うまくいかない」とこだわらなくてかまいません。

Q 喘息があります。第4公式は練習しないのですか？

A　練習は，第１公式から順に進めていきますが，それぞれの公式と準禁忌症（練習を避けるべき症状や状態（p.94，表９）があります。喘息がある方は，第４公式の練習を避けるようにします。準禁忌症に該当する場合は，特定の公式の練習を避けることがありますので注意しましょう。症状や状態によっては練習内容を変更することがあります。誰でも同じ内容で同じ順序で練習するわけではありません。該当することがあれば，練習の進め方の検討が必要になります。

Q　心臓の不調はありません。しかし，練習をすると，動悸が気になります。

A　循環器症状があれば，第３公式の練習を避けるか，後回しにします。心臓の問題がないにもかかわらず練習をすると心臓の動きが気になることもあります。これは，安静にしていると拍動を感じやすくなるということかもしれませんが，隠れていた症状が顕在化してきた場合も考えられます。練習中に気になる現象があるときは，練習の進め方の工夫や練習継続の可否の検討が必要になります。

11　症状と自律訓練法

Q　・自律神経失調症にも効果がありますか？
　・血圧の高い人にも効果がありますか？
　・喘息が減ってきたような気がしますが自律訓練法と関係ありますか？
　・歯ぎしりを治す手段として自律訓練法は適切ですか？
　・パソコンによる目の疲れに効果はありますか？

A　ここでも関連事項として一括して答えます。自律訓練法は，筋肉の弛緩した状態を意図的・操作的に作り，自律神経機能（交感神経・副交感神経）の調整を行います。その結果として疲労状態からの回復，自律神経機能の安定，身体的苦痛，精神的不安定さを軽減していきます。自律神経機能のバランスが不安定な状態にあるのが自律神経失調症です。血圧や喘息は自律神経のバランスが不安定になることで症状の変動が起こりやすくなります。自律訓練法は，自律神経機能の調整作用がありますので，練習を続けることによって症状の出現頻度や強度が減っていきます。
また，自律訓練法は筋弛緩法であり，歯ぎしりの改善も可能です。さらに

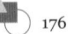

自律訓練法は，疲労の回復効果があるため練習後に目の焦点が合いやすくなったと報告する方も多く，目の疲れにも効果があります。

Q　めまいや不安症状がある時に練習して症状を改善できますか？

A　自律訓練法を動悸・めまい・吐き気などの自覚症状が出た時の症状コントロール方法として使うことは好ましくありません。自律訓練法は，自覚症状が出にくい心身の状態を作っていく方法であり，練習を継続することで自覚症状を軽減していくことにつながります。自覚症状の軽減に焦り症状が強いときに練習すると，うまく症状をうまくコントロールできないことがあります。そのため結果として練習への意欲を下げてしまうことになります。練習開始当初は自覚症状を早くコントロールしたいとの思いに捉われずにできるだけ淡々と練習に取り組んでいることが重要です。

継続練習によって症状が一定の軽減が得られた後で，めまいや不安症状の前駆状態（頭が重い，胸がモヤモヤしたりざわつく感じがあるなど）があるときに練習すると症状の発生を抑制することができます。

Q　・試合や試験の前の緊張緩和や集中力の向上に効果を上げるにはどうしたらよいですか？
　　・試合や試験の前に緊張して寝つけないときにも効果がありますか？

A　自律訓練法の効果の中に緊張の緩和があります。自律訓練法を活用することで緊張しやすい場面での過緊張を軽減し，潜在能力を発揮することができるようになります。

ただし，試合や試験など緊張が高くなった時だけ練習するということでは，十分な効果を上げることはできません。普段から継続的に練習を続けておきましょう。

継続練習を続けて，普段から試合や試験に臨む前から中和公式：「緊張するのは当たりまえ」，意志訓練公式：「いつものように十分に能力を発揮できる」とのセリフを追加して練習します。

試合や試験の当日は，会場と少し離れた人気の少ない場所で，標準練習（重・温感，心臓・呼吸調整を中心に）を行います。その後に，前述の中和公式，

意志訓練公式を行うようにします。この内容で気持が落ち着いた状態になるまで練習を繰り返します。1回の練習は3回繰り返すのが基本ですが，4回，5回と増やしてかまいません。消去動作は忘れずにきちんとやるようにして下さい。

また，試合や試験前日に緊張感が高まった時には，気持ちが落ち着かず寝つけなくなることがあります。

普段の練習時は，練習公式を3回繰り返す。各回終了時に消去動作を行うのが基本です。例えば，「右腕が重い」「左腕が重い」「両腕が重い」消去動作。2・3回目も同様に公式暗唱の後に消去動作を行います。寝つけないときのように，とくに睡眠を意図して練習をするときは，この各回終了時の消去動作を省いて公式を3回連続して暗唱するようにしてみて下さい。気がついたら眠っているでしょう。

Q 教室で子どもたちのイライラ感や落ち着かなさが目立ちます。これらも改善できますか？

A 小学校高学年以上の子どもたちを対象に自律訓練法を指導することができます。教育分野では子どもたちの授業への集中力を高めることや感情の安定を意図して指導しています。結果として学業成績の向上も得られます。授業の開始前に単純椅子姿勢でクラス全員を対象に練習します。10歳程度の年齢の場合は，教師が公式を口にしながら一斉練習を進めた方がよいでしょう。学年が上がってくると教師が複数回練習の進め方をアドバイスすることで子どもたちがそれぞれのペースで練習することができるようになります。消去動作をしっかりやることを忘れないように伝えましょう。

指導者がクライエントと1対1で指導することを個別指導といい，教室・職場などで多数を一斉に指導することを集団指導といいます。集団指導の進め方に関しては，松岡ら[16]が詳しく紹介していますので参照下さい。

12　練習の継続について

Q 練習に飽きたり，眠いので練習をしないことが増えています。

A 練習を継続することは，心身の健康状態の維持・増進に効果をもたらします。不安感や・緊張感があり日常生活に支障がある，就活の面接での緊張緩和を図りたい，試合中の緊張を和らげたい，など困惑を感じる事態があると，それを解決するために練習しようとする意欲（動機）が高まります。しかし，この事態が軽減・解消されると練習意欲が低下してきます。例えば，疲れやすさや不眠傾向が軽減できたら，新しいテーマを設定して練習に取り組んで下さい。例えば，自信がもてるようになりたい，緊張しないでもっと気楽に周りに話しかけられるようになりたい，何事にも積極的に取り組む姿勢を持てるようになりたい，など。そういう工夫をしても続かない場合は，練習を一度お休みして下さい。場合によっては短期間で沈静していた症状が再燃してくることがあります。そうなると，自分にとって継続練習が必要だったという実感をもちます。その体験を踏まえて改めて継続練習を試みて下さい。

資　　　料

1　自律訓練法の練習者からの質問内容

　自律訓練法の指導者は，クライエントがどのような点に疑問をもち，どのような点に困惑しやすいかを理解し，あらかじめ説明しておくことで効果的に指導を進めやすい。

　私たちは自律訓練法を指導している学生を対象に，練習を進めるにあたって感じた疑問や困惑を自由記述させた。

　学生から寄せられた質問件数は，１年間で 496 件であった。質問内容は，練習姿勢，公式内容（セリフ），環境調整，練習頻度・期間・時間，睡眠・眠気，自律性解放，消去動作，適用・効果，重感・筋弛緩など 18 のカテゴリーに分類することができた。さらにその分類に基づいて，質問内容に性差（質問数　男性：227 件，女性：269 件），および季節（質問数　前期：267 件，後期：239 件）があるかどうかを検討したが，各要因による有意な差はみられなかった。

　ただし，男性は「適用・効果」「練習姿勢」に，女性は「環境調整」「適用・効果」に関心が向かいやすい傾向がある。また，男女ともにどのような効果が得られるかに関心が高い傾向がみられた。

　また練習初心者は，練習時にどのような環境が望ましいのか，どのような姿勢で進めていくかに疑問を持ちやすい傾向がある。

　さらに男女ともに，「消去動作」についての疑問・工夫についての質問が比較的多かった。練習初心者に消去動作の必要性と工夫について丁寧に説明することは，練習を安全に進めていくこと，不快な現象を解消するために必要である。

　仰臥姿勢・安楽椅子姿勢での練習は自宅で行うことが多く，単純椅子姿勢

は，移動中や学校・職場の休憩時間で行われることが多い。周囲に人がいるところでの消去動作は工夫が必要である。その場合は，図 13-4，図 13-5（pp.76-77：消去動作）の動作をアドバイスしておきたい。

　また，春期・秋期の質問内容では，春期は「重感・筋弛緩」の体感の左右差への困惑，「練習姿勢」の作り方への疑問を持ちやすく，秋期は自覚症状への効果を問う「適応・効果」，外気温の低下に伴う防寒対策を問う「環境調整」が増加傾向を示す傾向がある。予想以上に多かったのは，「練習中の寒気」である。外気温が高くなる春季，外気温が低下する秋季にもみられる。外気温の低い秋季では，練習中に寒さを体感することがありうるが，外気温が高い時期に向かっていく春季にもみられることから，これは練習環境（外気温との関係）に起因するもの以外に，練習中に深部体温が低下することの影響と考えられるものが含まれている。

　これらのことから，練習初心者は「練習姿勢」「適用・効果」「環境調整」「消去動作」に疑問や困惑を持ちやすい傾向がみられた。また一見外気温との関係に見える「練習の寒気」に自律訓練によって生じる反応も含まれている。

　指導者は，これらの点についてわかりやすく十分に説明しておくことが，練習初心者の困惑を減らし，継続練習への意欲を高めるための留意点となる。

　以下，自律訓練法参加者から示された各カテゴリー別の具体的な質問内容の一部を紹介する。

表 10　性別・季節別質問内容の項目

総計	男子	女子	質問内容	春	秋	総計
54	29	25	練習姿勢	29	25	54
17	7	10	公式内容	15	2	17
62	23	39	環境調整	23	39	62
22	11	11	AT 取り組み姿勢	12	10	22
34	17	17	睡眠・眠気	19	15	34
23	7	16	自律性解放	16	7	23
13	6	7	変性意識状態	7	6	13
47	20	27	消去動作	29	18	47
69	33	36	適用	27	42	69
43	19	24	重感・筋弛緩	29	14	43
2	1	1	受動的注意集中	1	1	2
27	12	15	温感・血行	14	13	27
15	9	6	呼吸	14	1	15
4	3	1	心臓	3	1	4
4	1	3	腹部	4	0	4
4	3	1	額部	1	3	4
13	5	8	寒気	4	9	13
43	21	22	その他	20	23	43
496	227	269	総計	267	229	496

表11　カテゴリー別質問項目の内容

1．練習姿勢

春	男子	私は眠るときに脚を曲げたほうが寝やすいですが，AT（自律訓練法）の姿勢もそのようにしていいですか。
春	男子	AT の姿勢では，腰が痛く感じます。どうにかなりますか。
春	男子	仰臥姿勢を取った時，肩が強張った感じが取れません。どうしたらいいですか。
春	男子	練習するとき，腕が胸の上にあった方がリラックスできるのですが，それでもいいですか。
春	男子	掌が上を向いたり，下を向いたりまちまちですが，それでもいいですか。
春	男子	AT 中に，かゆみが出た場合，掻いていいですか。体を動かさないほうがいいですか。
秋	男子	AT の姿勢には決まったものがありますが，自分のやりやすいように姿勢を変えてしまっても問題ないですか。
秋	男子	腕を両脇に置くよりも，組んでいたほうがリラックスできるのですが，それで練習を行ってもよいですか
春	女子	私は普段かなり椅子に浅く腰掛けるので，座位での練習で深く腰掛けると落ち着かない気分になります。座位での練習は，普段の座り方によって効果が変化することはありますか。
春	女子	座位での練習で，腕を脇に垂らすと下げると，身体がイライラというかざわつく感じがありました。また，もともと息苦しくなることがあるのですが，練習中にも息苦しくなりました。そのまま続けるべきですか。止めるべきですか。
春	女子	頭の位置がうまく真上に固定されないですが，意識して真上を向いたほうがよいですか。それとも，少し傾いても大丈夫ですか。
春	女子	力を抜いていると，首が横を向いてきて，起き上がった時に少し首が痛くなるのですが，どうしたらよいですか。
秋	女子	「意識的にも力を抜いて下さい」との指示でしたが，力を抜くコツはありますか。

2．公式内容・暗唱法

春	男子	自分で訓練をするときには，どのようなことに気をつければいいですか。
春	女子	セリフを言う時の注意しておくことは何ですか。
春	男子	「こころが落ち着いている」の公式は使わないですか。
春	男子	母国語が違いますが，日本語以外の言語で行っても，同じ効果が得られますか。
春	女子	自分で AT を行う場合，セリフの間隔はどのようすればよいですか。大まかな目安がありますか。
秋	女子	両腕両脚の練習は気が急いてしまって集中しづらかった。自主的に練習する際は，片腕ずつでもいいですか。
秋	男子	遅いペースでセリフを言うと，よりリラックスできる気がしました。このペースは，自分のリズムでよいですか。

春	女子	公式を唱える時の工夫はありますか。
春	女子	練習を利き腕から始めるのには，何か意味がありますか。
春	女子	家で練習をすると，セリフを頭の中で唱えるスピードが速くなってしまいます。ゆっくりと唱えるコツはありますか。
春	女子	外国でも AT は行われていますか。そのときのセリフも気になります。
春	男子	先生のセリフの言い方を録音して練習してもいいですか。
春	女子	セリフの語尾を言い切らないようにしています。それでよいですか。

3．環境調整

春	女子	家で練習する場合は，布団や毛布を掛けてもいいですか。
秋	女子	この練習を家でやるときは，枕や布団は使用しないほうがいいですか。
秋	男子	自宅で夜に練習する場合は，明かりを消すべきですか。
秋	男子	外の音や響きが気になってしまったが，外的な刺激はできるだけ遮断したほうがいいですか。
秋	女子	緊張からか，上手くリラックスできなかった。どうしたら上手にリラックスできますか。
秋	女子	集団で AT をやっていると，自分のおなかやのどの音が鳴らないか不安になり，おなかに力を入れてしまいます。何か音楽などをかけてもらえませんか。
秋	女子	AT を行う際，適切な温度の目安などはありますか。それとも自分の感覚で暑すぎず寒すぎなければいいですか。
春	女子	普段身に着けているだけで気が引き締まるもの（腕時計，メガネなど）は外すほうがより効果が得られますか。
秋	女子	ベッドなど柔らかい所と，畳の上での練習では効果に違いはありますか。
秋	男子	私はタバコを吸うですが，AT の前後は喫煙は控えたほうがいいですか。
秋	女子	元から低血圧のため，練習中身体が良く冷えます。効果的な防寒対策はありますか。
秋	男子	私はもともと，平たい場所に仰向けに横になる体勢が苦手でなんとなく酔ったような気持ち悪さを感じますが，枕を頭の下に置くと効果が薄れますか。
秋	女子	上の階の音が気になり，全く集中できませんでした。なにか音が気になり始めてしまった時など，改善策はありますか。
秋	女子	訓練の前にストレッチをやると効果的かなと思うですが，どうですか。
秋	男子	今日は，電気を消してからのほうがうまく練習できたですが，外の明るさも関係ありますか。

4．練習頻度

春	女子	一日に何分ぐらい練習できればよいですか。
春	女子	自分で練習をするとき，時間帯でこのくらいがベスト，というのがありますか。
秋	男子	練習中に，同じ練習を繰り返していましたが，やはり数を多めにこなすことが大事ですか。
秋	女子	AT は，週に 1 回程度の実施でも効果がありますか。
秋	男子	週 1 回しか練習していないが，それでも意味はありますか。

秋	女子	AT は短期間に集中してやるより，ある程度のスパンで一定の間隔でやったほうがいいですか。
春	男子	家でも毎日 AT をするのと，たまにするのでは，効果に違いが出ますか。
秋	男子	AT は一日に何分ぐらいやるのがベストですか。
春	女子	AT を定期的にではなく，週に 1 回くらいで思いついたときにやるだけでも効果は得られますか。
春	女子	一日の練習量として，これがベストという適量はありますか。
春	男子	普段練習をしていると，10 分ほどで終わってしまいますが，問題ありませんか。
秋	男子	自分で練習する場合，一日おきぐらいでも効果はありますか。
春	男子	普段練習する際，一日に何回とか，何分とか，目安があれば教えて下さい。
春	女子	AT は，効果が出るまでの時間は人それぞれですか。最低どのくらい練習を重ねたら効果は出ますか。
秋	女子	家で練習をする際の練習頻度はどの程度が適切ですか。

5. 睡眠・眠気

春	女子	私は過覚醒で眠れないことがあったり，朝血圧がとても低くて支度ができなくなることがあります。こうしたことは，AT で解消される可能性はありますか。
春	女子	疲れすぎていて練習を始めてすぐに眠ってしまうような場合，AT の効果はないですか。
春	男子	普通に夜眠るのと，AT をしながら眠るのとでは，何か差はありますか。（朝のだるさなど）
秋	男子	訓練によって重くなることは全くないが，いつも眠くなる。これでもいいですか。
秋	女子	どうしても訓練中に眠くなってしまうですが，どうすればいいですか。
秋	男子	眠くなるのも練習の成果とのことですが，毎回眠ってしまっても効果はあるのですか。
秋	女子	AT 中，腕の重みを感じるとすぐに眠くなるのですが，これでよいですか。
秋	男子	AT を始める前は眠かったのに，訓練をしているうちに目が覚めていきました。何か理由はありますか。
春	男子	訓練を短時間だけやろうとしても，すぐそのまま熟睡してしまいます。そういうものだと諦めるしかないですか。
春	女子	AT で眠くなる時と眠くならない時がありますが，どちらが身体的に好ましいですか。
秋	男子	練習中に眠ってしまうですが，無理に起きていることはないですか。
秋	女子	疲労がたまっていると，訓練中にどうしても眠ってしまいますが，眠るのを防ぐ方法はありますか。
秋	女子	練習していると気づくと眠ってしまい，うまく眠気をコントロールできなくて困っています。
春	女子	夜眠る時も，AT をしてそのまま朝まで眠ってしまっても問題ないですか。

春	男子	よく家で実践するようにしているのですが，普段はよく眠ってしまうのに眠れない時に実践しても一切眠れません。安眠のために AT を実践するのは良くないのですか。

6．自律性解放・変性意識状態

春	男子	夢のような内容が頭に浮かんでくることがありますが，あまり気にせず練習を続けてよいですか。
秋	男子	練習していると，よだれがたまってしまうですが，かまいませんか。
秋	女子	前回は音が，今回は匂いが気になりました。聴覚や嗅覚が働くのはよくないことですか。
秋	女子	練習中に余計な雑念が出てきて気になりますが，どうしたらいいですか。
秋	男子	昔や未来の嫌なことばかり思い出して，心が不安定になり涙が出るときもあります。どうしたらいいですか。
春	女子	AT 後，お腹が空いたと感じました。AT と何か関係がありますか。
春	女子	AT の最中に邪念を消せず，何も考えずに練習するのが難しいが，何か良い方法はありますか。
春	女子	毎日眠る前にやっているのですが，練習中の邪念を取り除く方法ありますか。
春	女子	練習の途中，何度か咳込んでしまったが，AT の影響ですか。
春	女子	練習を長い時間続けているとイライラが止まらなくなります。何か対策がありますか。
秋	男子	訓練中に，頭に血が上ってきたらどうすればいいですか。
秋	女子	練習中，空腹でないにも関わらず，お腹がゴロゴロと鳴りますが，何か解決策はありますか。
秋	女子	リラックスすると，逆にいろいろなことが気になって考えてしまいます。練習に慣れないからですか。
春	男子	頭が少し重くなり，気持ちの悪くない車酔いのような状態でしたが，これも効果の一つですか。
春	女子	耳鳴りやドキドキが気になるときがありましたが，これは大丈夫ですか。
春	男子	訓練中の時間感覚，身体の感覚がかなりぼんやりしていたが，これは正常ですか。
春	女子	AT 中，意識はあるが，夢を見ている状態です。これでかまいませんか。
春	女子	練習中に腕が宙に浮いたような感覚がありましたが，これは良いことすか。
春	男子	AT の公式すべて効果が得られていれば，簡単に変性意識状態に入れますか。
秋	女子	練習の途中に，金縛りのような状態になりましたが，これはよいことですか。
秋	男子	訓練中，なんだか地面が揺れているように感じたが，これは効果のうちの一つですか。
秋	男子	練習中，見覚えのない風景が見えてきて困惑した。潜在意識ですか。
春	女子	練習中，言葉が突如聞こえなくなるような感覚になります。この状態は何です。
秋	男子	たまに幻影のようなものが見えますが，夢ですか。
秋	女子	練習中に金縛りがありますが，何が原因ですか。
春	女子	練習中にボーっとしていると，周りの音が耳に入らなくなることがあります。聴くのに集中したほうがいいですか。

7.　消去動作		
春	女子	消去動作を朝起きた時にしたら，よりすっきり起きられますか。
春	男子	消去動作の際，腕に力が入らないのですが，どうしたらいいですか。
春	女子	AT をしていて，そのまま眠ってしまった場合，目覚めてから消去動作をやったほうが良いですか。
春	男子	消去動作がうまくいきません。どのようにすればコツをつかめますか。
春	男子	普段朝起きる時も，消去動作をするほうがいいですか。
秋	女子	消去動作をしても眠気がとれないときは，純粋に寝不足ですか。
秋	男子	消去動作は，どの程度力を入れて行うものですか。
秋	女子	朝起きた時に消去動作をすれば，快適に起きられますか。
秋	女子	腕の屈伸以外の消去動作の方法がありますか。
春	男子	終わった後に目の焦点が合わなく感じますが，消去動作が足りないのですか。
春	女子	練習後に，消去動作をせずそのまま眠ってしまってもいいですか。
春	女子	消去動作は寝起きでやると目覚めが良くなりますか。
秋	男子	消去動作は普通のときに行っても目覚めが良くなりますか。
秋	女子	消去動作後にぼんやり感がある時とない時があります。体調や他の原因に左右されますか。
春	女子	消去動作は，普段の生活（たとえば寝起きのときなど）にも応用できますか。
8.　適用・効果		
春	男子	過度の緊張やラックスをコントロールすることは可能ですか。
春	男子	練習をしていて，喘息の発作が出にくくなったと思うですが，訓練と関係がありますか。
春	女子	立ちくらみに悩まされていて，ひどいときは倒れそうになります。AT を続けることで改善されますか。
秋	男子	効果を実感できるようになるのは，練習を始めてどの位の期間からですか。
秋	男子	自律神経失調症にも効果がありますか。
秋	女子	PC による目の疲れに AT は効果はありますか。
秋	女子	温感練習で冷え性は改善しますか。
秋	男子	AT は血圧（高い人にも低い人にも）に効果がありますか。
秋	男子	練習回数を重ねると，胃のあたりが熱くなったのが気になりました。これでよいのですか。
秋	男子	最近，低血圧で，めまいや頭痛，吐き気がします。練習で何とかならないですか。
春	男子	AT を続けると，代謝がよくなるということはありますか。
春	女子	訓練によって血圧が下がりますか。
秋	女子	AT は生理痛の軽減効果がありますか。
9.　重感・筋弛緩		
春	男子	脚の力をうまく抜けないようで，重さを腕ほど感じません。コツかあれば教えて下さい。
秋	女子	脚が重いという感覚が意識しづらいのですが，練習あるのみですか。

秋	女子	重くなるというのは，「血の流れを鋭く感じるようになる」ことだと勝手に思いました。どうですか。
秋	男子	実践中，腕脚がぴくっと動く以外にも，少し圧力がかかったような軽い痛みを感じます。これは大丈夫ですか。
秋	男子	肩の力を抜くコツがあれば教えて下さい。
春	男子	重感練習でも，感覚的には温感を感じてしまう。これは気温のせいですか。また，これでも問題ありませんか。
春	女子	腕は重くなっても，脚は重くならないですが，どうすればいいですか。
春	女子	腕や脚の緊張はとれたが，身体の内側の緊張が取れない場合はどうしたらいいですか。
春	女子	右腕の重感のあと，左腕に移ってもまだ右腕が重い（両腕とも重い）です。これでもいいのですか。
秋	女子	訓練中，身体のいろいろな筋肉がぴくぴくと痙攣したり，つりそうになるのですが，問題ないですか。
秋	女子	まぶたがぴくぴくするのも効果の一つですか。
秋	男子	腕よりも頭に重さを感じました。間違っていますか。
秋	女子	たまにリラックス中に刺激を感じる部位があったですが，これでよいですか。

10. 受動的注意集中

| 春 | 男子 | 意識して身体の先端の神経まで気を配るのが難しいですが，コツはありますか。 |
| 秋 | 女子 | 身体の部位に神経を集中させすぎるのはよくないですか。 |

11. 温感・血行

秋	女子	練習中に腕がピリピリとしびれる感じになるときがありますが，これはよくあることですか。
秋	女子	現段階では，温かいという感覚がつかめません。感じやすくなるイメージやコツがあったら教えて下さい。
秋	女子	温感練習の際，私は腕や脚全体でなく，手先・足先を意識して行っているが，問題ないですか。
秋	男子	訓練中，身体のどこかが痒くなり，集中できなくなることがありますが，これは訓練の影響によるのですか。
春	女子	気温が上がってくると，温感が感じづらくなってきた気がします。真夏でも温感はできるのですか。
春	女子	リラックス状態になると，足元や腕が痒いような感覚になるときがあります。なぜですか。
春	男子	腕が重くなった後に痺れだすことが何度かありました。これは血流が悪くなったのですか。
春	男子	温感練習では，8割方自分の感じようとしている部分と違う部分が強く感じるのですが，問題ないですか。
春	男子	温感練習では，腕が温かいというよりも，全身がポカポカしたですが，これでもいいですか。

春	男子	温感を感じませんが，練習すればできるようになりますか。
春	女子	温感のやりはじめでは，いつもしびれる感覚になります。これは正しいですか。
秋	女子	手足が冷えやすく，「両腕両脚が温かい」のところがうまくできません。何かコツはありますか。
秋	男子	温感練習をうまくできるようになると，冷え症が改善することがありますか。
秋	女子	左腕，左脚など，セリフで言われていた部分が少ししびれるのを感じました。血流が関係しているのですか。

12. 呼　　吸

春	女子	呼吸を意識すると息苦しくなり，ゆったり呼吸ができません。なにかよい方法はありませんか。
春	女子	腹式呼吸がうまくできないんですが，なにかコツはありますか。意識せず普通に呼吸したほうがいいですか。
春	男子	訓練中は腹式呼吸のほうがいいですか。意識すると力が入ってしまい，リラックスできない気がするのですが。
春	女子	セリフに合わせて呼吸することが苦手で，息が持たなくなってしまうですが，どうすればいいですか。
春	男子	呼吸は鼻・口のどちらがよいですか。
春	男子	訓練中の呼吸は，口でも鼻でもどちらでもいいですか。
春	男子	呼吸をするとき，腹式呼吸のほうがいいですか。肺を広げるほうが，たくさん吸える気がしますが。
秋	男子	呼吸は鼻からか，口からか，両方からか。
春	女子	呼吸調整の練習は，意識すると余計に身体が強張ってしまうので，この場合はどうしたら良いですか。
春	女子	呼吸調整の練習では，どうしても息苦しくなります。何かコツがありますか。息苦しさを解消したいです。
春	男子	呼吸調整練習は初めてでした。呼吸を意識すると逆に難しかったのですが，何かコツはありますか。

13. 心　　臓

春	女子	訓練中に心臓の鼓動を感じました。緊張してドキドキしたわけではありませんが，これは勘違いですか。
春	男子	心臓調整練習では，私は一瞬呼吸を止めるとやりやすいですが，これはリズムが崩れてダメなことですか。
秋	男子	心臓調整で，少しでも心音を意識すると何とも言えない不快感がありました。持病はないが，最初はそういうもですか。
春	男子	途中で自分の心音が聞えてきたのですが，練習の内容としては正しいですか。

14. 腹　　部

春	男子	腕，脚が温かいという練習で，お腹が温かくなってくる感じがあります。これでいいですか。

春	女子	お腹がゴロゴロと何回か鳴ってしまい恥ずかしかったですが，これもリラックスの証しですか。
春	女子	訓練中，腸がやたらと動く感覚があり，集中できなくなりますが，何か改善の方法はありますか。
春	女子	お腹が鳴ってしまうときは，いったん練習を中断したほうがいいですか。

15.　額　　　部

春	男子	額が涼しいの公式では眉間に力が入ってしまい，リラックスできなくなります。何か対処法はないですか。
秋	女子	額が涼しいの練習では，いつも気分が悪くなります。どうしてもやらなければいけませんか。
秋	男子	腕脚の重・温感はやりやすいが，額部涼感は難しく感じます。こういった公式による得手不得手はなぜ起きるのですか。
秋	男子	額が涼しいのときに，額に集中すると，頭が上のほうに動いてしまいました。これは頭部が緊張しているためですか。

16.　寒　　　気

春	女子	練習中，体温が下がったような感覚がしたですが，これは練習の効果の現われですか。
春	女子	練習中に身体が冷えたり，温かくなったりしますが，この変化は何によるのですか。温かくなったのは成功しているのですか。
春	女子	力が抜けてリラックスできたが，練習後にすごく冷えているのに気づきました。練習と関係ありますか
秋	女子	練習をしていて，ある時点から寒くなってきました。自律神経に関係していますか。
秋	男子	練習中，なぜか寒くなってきたですが，やり方が間違っていますか。
秋	女子	途中で寒気を感じました。普通に眠っているときは寒くないですが，何か特別な理由があるのですか。
秋	男子	練習中，身体が冷えることが良くあります。寒く感じにくくなるコツがあれば知りたいです。
秋	女子	AT をやっているとき，寒く感じました。AT によるものですか。
秋	女子	訓練中，寒気を感じました。体温と関係があるのですか。練習と関係があるのですか。
秋	女子	温かく感じるものの，寒気もします。これは，練習によるものですか。それとも，場所が寒いだけですか。
春	男子	練習中に体温が下がったような感覚になります。これは，練習が正常に行えていないということですか。
秋	男子	横になっての練習では足が冷たくなったが，座って練習した時はなりませんでした。何が違うですか。
秋	男子	いつも練習をしているうちに寒くなってきます。温かいイメージ浮かべても全く効果が出ません。これは訓練が正しく行えていないということですか。

17. その他		
春	女子	眠くなる感覚があるときと，重くなる感覚があるときがあるが，このちがいは何ですか。
春	男子	一人で練習を行っているとき，どのタイミングで練習を終了させればよいですか。
春	女子	日によって練習がうまくいく度合いが違っていますが，これは普通ですか。
春	男子	アレルギーで，季節的に鼻が詰まりで息がしにくいが，息がしづらいときの練習時の対処法があれば知りたいです。
春	女子	長い時間練習をしたら，途中から疲れてしまいました。リラックス状態って，どのくらい続くものですか。
春	男子	重いは感じないが，温かいは実感できます。どちらか一方でもうまくいってればよいと考えていいですか。
春	女子	重感よりも温感のほうがやりやすいとか，片方だけ感じるとか，そういうことはありますか。
秋	女子	リラックスできていれば，効果が出ていると考えていいですか。
秋	女子	練習中，痛めている部位（腰）に気を取られてしまいます。これはよくないことですか。
秋	女子	普段の生活の中でも，AT後のように腕に力が入らなくなることがありますが，なぜですか
秋	女子	私は左利きですが，左側のほうが腕・脚とも効果が実感できました。利き腕は関係があるのですか。
秋	男子	自分で練習するよりも，先生の声のほうがリラックスできる気がします。これは勘違いですか。
秋	男子	よりATの効果を高めるために気を付けたり意識したほうが良いことはありますか。
秋	女子	練習中に，眠っているときと頭の中でセリフを繰り返しているときとでは，どちらがリラックスしているのですか。
春	女子	自宅でATをしているときに，たまに頭がずきずきと痛むことがあります。なぜですか。

2 日本語が母語でない人のための練習公式

SE 1 : heaviness training

① My right arm is heavy — My left arm is heavy — Both arms are heavy.

② My right arm is heavy — My left arm is heavy — Both arms are heavy — My right leg is heavy — My left leg is heavy — Both legs are heavy.

③ My right arm is heavy（one time） — Both arms are heavy — Both legs are heavy — My arms and legs are heavy.

④ My right arm is heavy（one time） — My arms and legs are heavy.

SE 2 : warmth training

⑤ My right arm is heavy（one time） — My arms and legs are heavy — My right arm is warm — My left arm is warm — Both arms are warm.

⑥ My right arm is heavy（one time） — My arms and legs are heavy — My right arm is warm — My left arm is warm — Both arms are warm — My right leg is warm — My left leg is warm — Both legs are warm.

⑦ My right arm is heavy（one time） — My arms and legs are heavy — Both arms are warm — Both legs are warm — My arms and legs are warm.

⑧ My right arm is heavy（one time） — My arms and legs are heavy — My arms and legs are warm — My arms and legs are heavy and warm.

SE 3 : heart exercise

⑨ My right arm is heavy（one time） — My arms and legs are heavy and warm — My heartbeat is calm and regular.

SE 4 : breathing exercise

⑩ My right arm is heavy（one time） — My arms and legs are heavy and warm — My heartbeat is calm and regular — It breathes me.

SE 5 : solar plexus exercise

⑪ My right arm is heavy（one time） — My arms and legs are heavy and warm — My heartbeat is calm and regular — It breathes me — My solar plexus is warm.

SE 6 ：forehead exercise

⑫ My right arm is heavy（one time） — My arms and legs are heavy and warm — My heartbeat is calm and regular — It breathes me — My solar plexus is warm — My forehead is cool.

（日本自律訓練学会編：自律訓練法テキスト．2012）[14]

おわりに

　自律訓練法は，特定の禁忌となっている疾患・状態を外せば，その適応範囲は極めて広いのが特徴である。日常生活に生じるストレスをマネジメントする方法として，さまざまな要因によって生じる心身の不調を統制する方法として活用することができる。

　ストレスを統制したという経験は，「自分でマネジメントできる」という自信を持つことであり，その自信を背景に周囲の状況に取り組んでいく能動性を高めることにつながるのである。

　自律訓練法の大きな特長は，一人で，場所を選ばず，短時間で練習でき，確実に，短期間で，負担が少なく，心身に肯定的変化を促すよう科学的に構成された方法であるということにある。

　　健康な人は，健康の維持・増進のために。持てる能力をより一層発揮するために
　　会社員は職場ストレスの緩和のために
　　アスリートは競技成績の向上のために
　　学校では，子どもたちの集中力の向上，精神的安定のために
　　子育てストレスの緩和のために，介護者・介護職のストレス緩和のために
　　交代制勤務者は睡眠覚醒リズムの調整のために
　　医師・看護師・保育者・教員・心理士など対人援助職のストレス緩和のために，
　　ストレス性の頭痛・めまい・動悸，不安感・緊張感などの身体・精神症状の軽減・
　　　緩和のために
　　癌治療，不妊治療など治療に伴う二次的な不安・抑うつ感の緩和のために

　自律訓練法は，しっかりとした枠組みが組まれているため指導の手続きは明快である。そのため，簡単に導入することができるともいえる。だが，指導を試みようとする者は，自らが標準練習の各公式を実践し，被指導体験を持って欲しい。指導者が自ら自律訓練体験を持っていることは，クライエントが，何を感じているのか，何を伝えようとしているのかを理解しやすくし，適切な指導に結びついていくのである。

　重・温感，心拍・呼吸，腹部温感，額部涼感の練習時にどのような体感が

生じるか，練習中の公式内容が体感できたりできなかったりすること，消去動作の必要性，どのようなことに疑問や困惑を感じるのか，継続練習のモティベーションを維持する難しさ，を体験として知っていることが重要である。

　身近にスーパーバイザーがいない場合は，日本自律訓練学会の理事・評議員など本法のエキスパートにアドバイスを求めてもよいだろう。

　本書は，臨床家がよりスムースに自律訓練法の導入と展開を図ることができるように既存の自律訓練法の紹介書・指導書を補い，練習の手続きをできるだけ具体的に表現しようと試みた。

　クライエントが，種々のストレス状況に置かれたら，また心身の疲労を感じたら，心身の不調の予防法として，また不調からの脱出法として，その場の状況に応じて適切な姿勢を選択して活用できるように指導して欲しい。

　医師，心理士，教育者，看護師，保育士など対人援助職の方々が自律訓練法を自らの援助技法のひとつとして取り入れることを検討するなら，また本書がそのきっかけとなるなら私にとって大きな喜びである。

　資料整理，データ加工の作業について高嶋瞳氏から多大な協力を頂いたことを記して感謝申し上げます。

索　　引

引用文献

1）自律訓練学会：自律訓練法の適用・禁忌再検討特別委員会. 2010

2）斎藤稔正：変性意識状態と禅的体験の心理過程. 立命館大学研究紀要. 2003

3）佐々木雄二：自律訓練法の実際. 創元社. 1976

4）W. ルーテ：自律訓練法Ⅰ. 誠信書房. 1971

5）日本人間ドック学会・健康保険組合連合会. 検査基準値及び有用性に関する調査研究小委員会：日本人間ドック学会と健保連による150万人のメガスタディー. 2014

6）中島節夫：各種治療法の実際―自律訓練法. 治療 71(4), 57-62, 1989

7）福山嘉綱・中島節夫：介護領域における自律訓練法の適用と効果. 現代のエスプリ369, 2000

8）Spielberger, C.D.：日本版状態・特性不安検査（STAI）. 三京房. 1991

9）米国国立精神保健研究所：うつ病（うつ状態）自己評価尺度（CES-D）. 千葉テストセンター. 1998

10）坂野雄二・東條光彦：一般性セルフエフィカシー尺度作成の試み. 行動療法研究2(1), 73-82, 1986

11）坂野雄二：一般性セルフ・エフィカシー尺度作成の妥当性の検討. 行動療法研究2(1), 91-98, 1989

12）坂野雄二：認知行動療法. 日本評論社. 1995

13）五艘香・青木佐奈枝・北島正人・末吉美佳・福山嘉綱・中島節夫：自律訓練がセルフエフィカシーに及ぼす影響（第1報）. 自律訓練研究 18, 1998

14）日本自律訓練学会：自律訓練法テキスト. 2012

15）笠井仁：ストレスに克つ自律訓練法. 講談社. 2000

16）松岡洋一・松岡素子：自律訓練法. 日本評論社. 2004

17）福山嘉綱・猿渡めぐみ・加川栄美・中島節夫：臨床各科の自律訓練法：私の工夫―精神科の立場から. 自律訓練学会編：自律訓練研究 29, 7-13, 2009

18）笠井仁：自律訓練法の創案と技法上の展開. 現代のエスプリ 369, 33-46, 2000

19）松岡洋一：集団自律訓練法に関する研究（第2報）―小集団自律訓練法における検討（2）. 自律訓練研究 5(1), 43-51, 1983

20）原千恵子・奥村水沙子：認知症高齢者への自律訓練法の可能性（その1）―個人・グループ指導における短期訓練の有効性. 自律訓練研究 25, 1・2, 43-51, 2005

21）福山嘉綱・五艘香・末吉美佳・北島正人・中島節夫：自律訓練法による介護援助とその問題. 自律訓練研究 19, 1・2, 46-50, 2000

22）福山嘉綱・五艘香・西脇淳・瀧澤るみ子・中島節夫ほか：在宅医療に伴う介護者への援助. 日本自律訓練学会第15回大会抄録集 44, 1992

23）福山嘉綱・西脇淳・中島節夫ほか：介護疲労軽減法としての自律訓練法. 日本自律訓練学会第18回大会抄録集 33, 1995

24）福山嘉綱・中島節夫・長谷川一子・古和久幸：介護疲労軽減法としての自律訓練法. 自律訓練研究 16(1), 54-61, 1996

※自律訓練法練習記録用紙は，http://www.msak.jp/publication.html からダウンロードができますのでご活用下さい。

監修者

中島節夫

1937 年，旧満州生まれ。慶應義塾大学医学部卒業。精神科医師。

1974 年,北里大学医学部精神科講師,1997 年,同大学医療衛生学部助教授を経て,現在「ゆたかクリニック」付属催眠ストレス研究所所長

著者

福山嘉綱

1949 年，鹿児島県生まれ。筑波大学大学院修士課程修了。臨床心理士。

1993 年，北里大学東病院臨床心理係長。1996 年，北里大学医療衛生学部・看護学部・薬学部兼任講師。2006 年，慶應義塾大学非常勤講師を経て，現在 NPO 法人 神奈川県メンタルヘルスサポート協会顧問，北里大学大学院看護研究科非常勤講師

自律訓練法研究会

福山嘉綱：同上　担当：I～IV，V 2.3 VI 8，VII

福山　渉：三楽病院　担当：V 1

佐々木良枝：NPO 法人　神奈川県メンタルヘルスサポート協会　担当：VI 1

猿渡めぐみ：NPO 法人　神奈川県メンタルヘルスサポート協会　担当：VI 2，3，VIII 1

敷　寿枝：NPO 法人　神奈川県メンタルヘルスサポート協会　担当：VI 4，5，6，7

小林由香：相模原病院　担当：VIII 1，写真モデル

臨床家のための自律訓練法実践マニュアル

効果をあげるための正しい使い方

2015 年　1 月 20 日　初刷
2018 年 10 月 20 日　3 刷

監修者　中島節夫（なかじまさだお）

著　者　福山嘉綱（ふくやまよしつな）＋自律訓練法研究会（じりつくんれんほうけんきゅうかい）

発行人　山内俊介

発行所　遠見書房

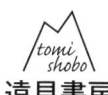
tomi shobo
遠見書房

〒 181-0002　東京都三鷹市牟礼 6-24-12
三鷹ナショナルコート 004　（株）遠見書房
TTEL 050-3735-8185　FAX 050-3488-3894
tomi@tomishobo.com　http://tomishobo.com
郵便振替　00120-4-585728

印刷　太平印刷社・製本　井上製本所・カバー挿画　おがわまな

ISBN978-4-904536-81-0　C3011

※心と社会の学術出版　遠見書房の本※

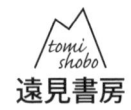

遠見書房

無意識に届く
コミュニケーション・ツールを使う
催眠とイメージの心理臨床　松木　繁著
松木メソッドを知っているか？　催眠を知ればすべての心理療法がうまくなる。トランス空間を活かした催眠療法とイメージ療法の神髄を描く。附録に催眠マニュアルも収録。2,600 円，A5 並

やさしいトランス療法
中島　央著
トランスを活かせば臨床はうまくなる！著者は，催眠療法家としても日本有数の精神科医で，催眠よりやさしく臨床面接でトランスを使えるアプローチを生み出しました。日常臨床でつかうコツとプロセスを丹念に紹介。2,200 円，四六並

産業・組織カウンセリング実践の手引き
基礎から応用への全 7 章
三浦由美子・磯崎富士雄・斎藤壮士著
3 人のベテラン産業心理臨床家がコンパクトにまとめた必読の 1 冊。いかに産業臨床の現場で，クライエントを助け，企業や組織のニーズを汲み，治療チームに貢献するかを説く。2,200 円，A5 並

発達臨床心理学
脳・心・社会からの子どもの理解と支援
谷口　清著
長く自閉症者の脳機能研究や学校相談に携わってきた著者による発達臨床心理学の入門書。生物・心理・社会の視点から子どもの発達と困難を明らかにし，その支援のあり方を探る。2,800 円，A5 並

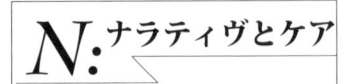

N：ナラティヴとケア
人と人とのかかわりと臨床・研究を考える雑誌。第 9 号：ビジュアル・ナラティヴ（やまだようこ編）新しい臨床知を手に入れる。年 1 刊行，1,800 円

催眠トランス空間論と心理療法
セラピストの職人技を学ぶ
松木　繁編著
「催眠」を利用する催眠療法や壺イメージ療法，自律訓練法，そこから派生した動作法，家族療法，フォーカシングなどの職人芸から，トランスと心理療法の新しい形を考える。3,200 円，A5 並

金平糖：自閉症納言のデコボコ人生論
森口奈緒美著
高機能自閉症として生きる悩みや想いを存分に描き各界に衝撃を与えた自伝『変光星』『平行線』の森口さんが，鋭い視点とユーモアたっぷりに定型発達社会に物申す！　当事者エッセイの真骨頂，ここに刊行。1,700 円，四六並

［新版］周産期のこころのケア
親と子の出会いとメンタルヘルス
永田雅子著
望まれぬ妊娠，不仲，分娩異常，不妊治療の末の妊娠，早産，死産，障害のある子を産むこと——周産期心理臨床に長年携わってきた臨床心理士によって書かれた待望の入門書。2,000 円，四六並

森俊夫ブリーフセラピー文庫③
セラピストになるには
何も教えないことが教えていること
森　俊夫ら著
「最近，1 回で治るケースが増えてきた」——東豊，白木孝二，中島央，津川秀夫らとの心理療法をめぐる対話。最後の森ゼミも収録。2,600 円，四六並

公認心理師の基礎と実践　全 23 巻
野島一彦・繁桝算男 監修
公認心理師養成カリキュラム 23 単位のコンセプトを醸成したテキスト・シリーズ。本邦心理学界の最高の研究者・実践家が執筆。①公認心理師の職責〜㉓関係行政論 まで心理職に必須の知識が身に着く。各 2,000 円〜2,800 円，A5 並

価格は税別です